LE
VÉTÉRINAIRE-PRATICIEN

GUIDE DU PROPRIÉTAIRE

DANS L'EMPLOI DE LA PHARMACIE VÉTÉRINAIRE DES CAMPAGNES

Par M. AGUSTINETTY,

MÉDECIN-VÉTÉRINAIRE ;

Membre de la Société Centrale d'Agriculture, d'Horticulture et d'Acclimatation de Nice et des Alpes-Maritimes, etc.

Prix : 2 Fr. 50 Cent.

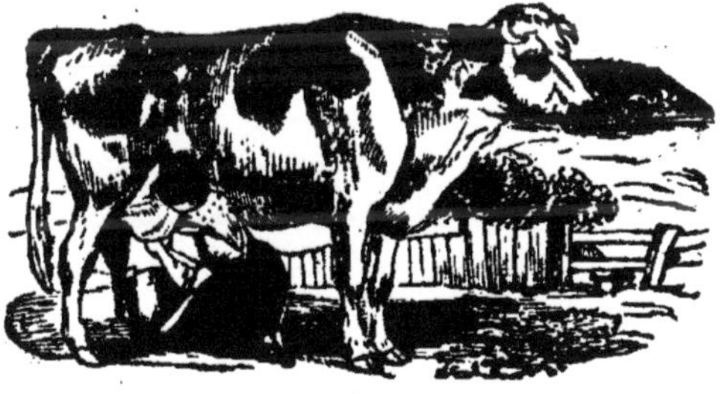

GRASSE

Imprimerie Crosnier fils, rue du Cours, 20.

1877.

LE

VÉTÉRINAIRE-PRATICIEN

GUIDE DU PROPRIÉTAIRE

DANS L'EMPLOI DE LA PHARMACIE VÉTÉRINAIRE DES CAMPAGNES

Par M. AGUSTINETTY,

MÉDECIN-VÉTÉRINAIRE,

Membre de la Société Centrale d'Agriculture, d'Horticulture et d'Acclimatation de Nice et des Alpes-Maritimes, etc.

Prix : 2 Fr. 50 Cent.

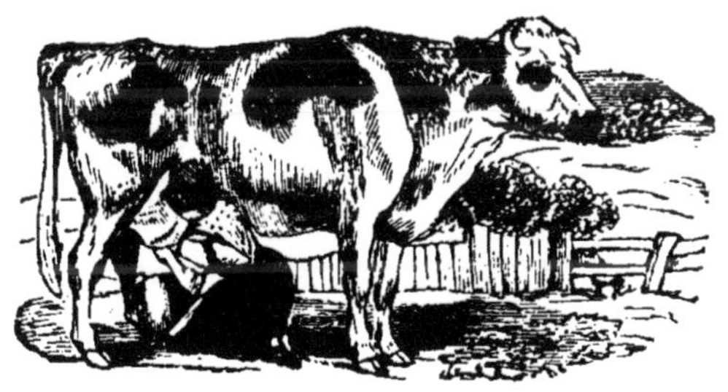

GRASSE

Imprimerie Crosnier fils, rue du Cours, 20.

1877.

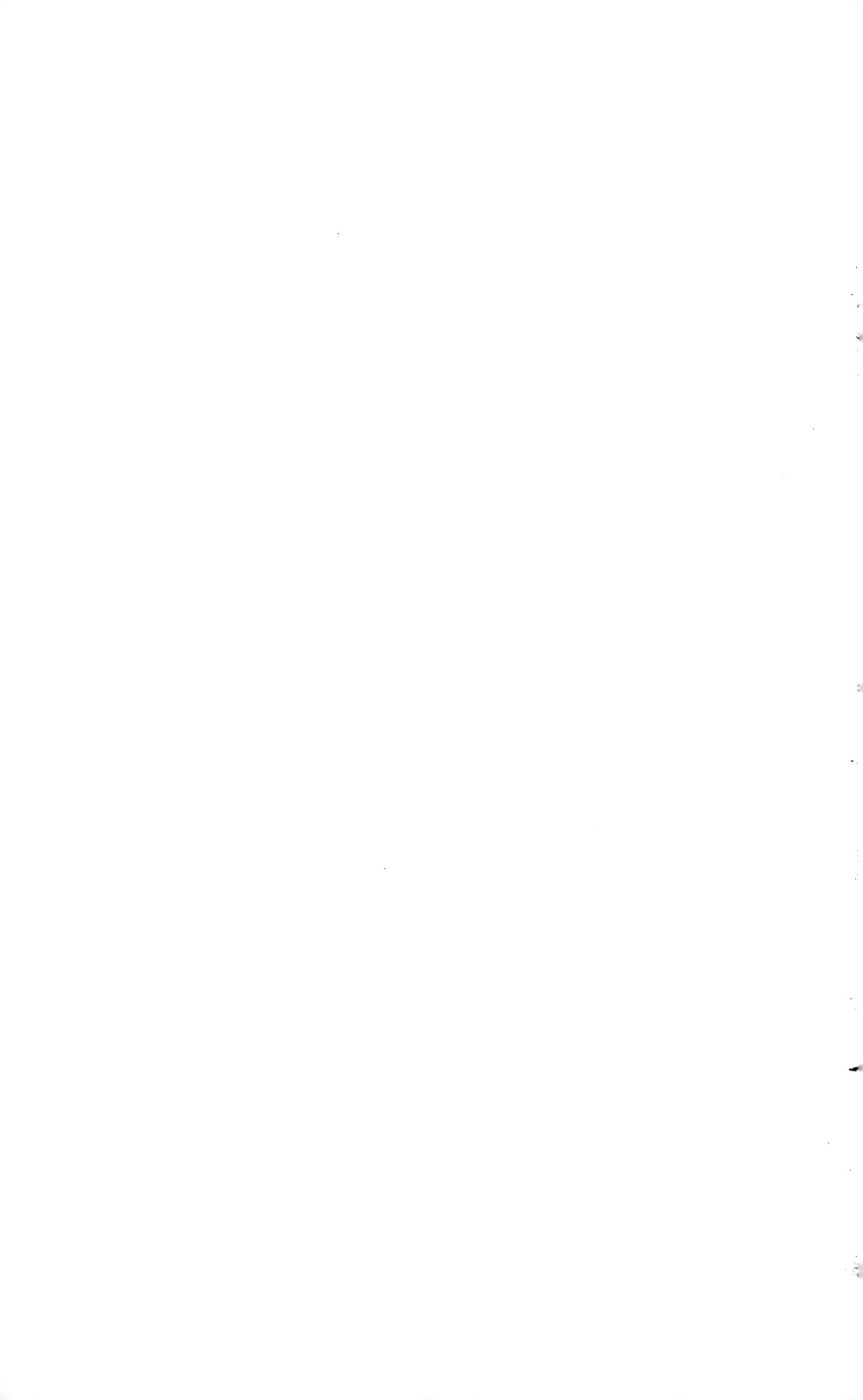

Ce livre, complément indispensable de notre *Pharmacie Vétérinaire des Campagnes*, a été écrit dans le but d'éclairer les personnes les plus étrangères à la Médecine Vétérinaire, sur les maladies des animaux, afin que dans leur isolement, elles puissent elles-mêmes, avec l'aide de remèdes efficaces, donner de prompts secours.

Dans une foule de maladies, la guérison dépend surtout de la promptitude avec laquelle on a employé les moyens de les combattre : Une maladie prise à son début est plus facile à guérir et permet au propriétaire d'utiliser plus promptement son animal. — On le voit, cette considération est d'une très grande importance.

Notre Pharmacie, fruit de plus de trente années d'expérience, se compose de remèdes que nous pourrions appeler héroïques, mais qui ont besoin, dans quelques cas, d'être secondés par d'autres petits remèdes que chacun possède chez soi, ou qu'on peut se procurer chez tous les droguistes, moyennant quelques sous.

De ce nombre sont :

— Le *sel de nitre ;*

— Le *sulfate de soude ;*

— L'*huile de ricin ;*

— La graine de *lin* — d'*anis ;*

— Fleurs de *tilleul* et de *mauve.*

La saignée et le séton seront également utiles : tous les maréchaux et beaucoup de propriétaires savent saigner et mettre un séton. — Ces deux moyens ne feront donc pas défaut.

Pour la classification des maladies, et pour faciliter les recherches, nous avons adopté l'ordre alphabétique.

Nous simplifions encore ces recherches en employant, pour désigner les maladies, les différents noms (scientifiques et vulgaires), sous lesquels elles sont connues. — Enfin, pour être compris de tout le monde, nous avons dû souvent employer un langage trivial, et sacrifier ainsi la forme au fond.

N. B. La manière de préparer soi-même les remèdes qui ne sont pas dans notre pharmacie, est indiquée à la dernière page.

ABCÈS — Dépôt — Apostème

Grosseur plus ou moins chaude, molle et douloureuse, se terminant par la formation d'une poche dans laquelle se trouve du pus ou humeur.

— L'abcès est produit par des contusions, par de fortes pressions des harnais, ou bien il est la terminaison de certaines inflammations, telles que mal de gorge, gourme, etc. — Il s'en suit que le sang qui ne circule plus dans la partie blessée, se décompose, et les globules de sang se changent en globules de pus.

— On distingue deux sortes d'abcès :

L'*abcès chaud* ou aigü ;
L'*abcès froid* ou chronique.

1° Abcès chaud ou aigü.

Comme le nom l'indique, cet abcès est toujours chaud et douloureux, surtout au commencement. — Il est entouré d'un cordon dur. — Dans la partie basse, se montre une enflure molle qui tend à descendre, à laquelle il faut généralement attacher peu d'importance. — Plus tard l'abcès se ramollit au milieu : le pus est alors formé.

TRAITEMENT. — Au commencement, il faut faire mûrir l'abcès et calmer la douleur. — Pour cela, il suffit d'appliquer des cataplasmes chauds de mauve, de farine de lin ou de morelle *(plante qu'on trouve partout).* — Si la partie empêche de mettre ces cataplasmes, on fait, matin et soir, de légères frictions d'huile d'olive tiède. — Quand l'abcès est ramolli au milieu, ce qu'on reconnaît par la pression du doigt, il faut l'ouvrir avec le bistouri ou, à défaut, avec un canif à lame pointue, ou mieux encore, avec une pointe de fer rougie au feu. — C'est à la partie inférieure de l'abcès que doit être faite l'ouverture. — Si l'abcès est placé près d'une jointure (articulation) ou au voisinage d'une veine ou artère importante, il faut se contenter d'aller au-devant du pus en coupant (incisant) seulement la peau, puis, avec le doigt indicateur, on cherche à pénétrer dans l'abcès. — Le pus s'étant écoulé, on introduit dans l'ouverture un peu d'étoupe ou de charpie. — On lave l'abcès chaque jour en le comprimant légèrement.

2° Abcès froid ou chronique.

Plus fréquent chez le bœuf que chez les autres animaux, cet abcès n'est pas ou peu chaud et douloureux. — Ses parois sont épaisses. — La suppuration est profonde et s'établit difficilement.

TRAITEMENT. — Dans ce cas, il faut frictionner la grosseur avec notre révulsif universel afin d'activer la suppuration. — Deux frictions révulsives de cinq minutes chacune et à douze heures d'intervalle l'une de l'autre, suffisent pour amener ce résultat. — On ouvre ensuite l'abcès avec une pointe de fer chauffée à blanc afin de modifier la vie de la partie malade et obtenir un pus de bonne nature (blanc et épais).

— Lorsque le pus d'un abcès est liquide et grisâtre, il faut injecter dans la poche, avec une petite seringue, du vin aromatique ou mieux encore, notre révulsif.

— Lorsqu'une enflure se montre d'un ou des deux côtés de la gorge et s'étend de la base de l'oreille à la ganache *(dans quel cas l'animal tend le cou, bave et mange difficilement)*, il faut faire avorter l'abcès en frictionnant la partie avec notre révulsif. — Deux frictions de cinq minutes et à douze heures d'intervalle sont nécessaires. — Les abcès dans cette partie sont d'une extrême gravité ; il vaut mieux les prévenir que d'avoir à les traiter.

ACHORES — Ulcères des Poulains.

Petites plaies superficielles qui se montrent en grand nombre sur la peau de la tête des poulains, à leur sortie du pâturage.

Cette maladie est ordinairement sans gravité.

TRAITEMENT. — Soins de propreté. — Saupoudrer deux fois par jour les ulcères avec notre poudre *astringente dessicative* — ou bien, les lotionner légèrement avec notre *liniment résolutif anti-rhumatismal.*

ACRORUSTITE — Balanite — Phimosis Gonnorrhée — Blennorrhée

Inflammation du fourreau ou prépuce, et quelques fois de la verge.

Le chien y est plus sujet que les autres animaux.

— La malpropreté des étables, — l'introduction de corps irritants dans le fourreau ou bien l'amas de cambuis, et l'effet irritant des urines, produisent cette maladie.

— Au début, le fourreau est enfle, chaud, douloureux et rouge. — Plus tard, un écoulement de pus a lieu par l'ouverture du fourreau. — Chez le chien, cet écoulement de pus blanc, quelques fois jaune ou verdâtre, est constant et fait souvent croire, à tort, à une *gonnorrhée* ou *blennorrhée*.

TRAITEMENT. — Soins de propreté : lotions d'eau de savon, de vin tiède. — Débarrasser le fourreau du cambuis qu'il peut contenir.

— Pour combattre l'enflure (*phimosis*), on la lotionne avec une décoction froide de notre poudre astringente (Voir à notre dernière page le mot *décoction*) ou bien on emploie les bains de rivière et on ajoute chaque jour à la boisson de l'animal, du sel de nitre.

— Si malgré ce traitement, l'enflure du fourreau persiste, on fait, avec un instrument tranchant (canif ou lancette) de nombreuses mouchetures dans l'enflure elle-même afin de produire un écoulement de sang abondant.

— Chez le chien, lorsqu'il y a écoulement de pus par le fourreau, il faut faire des injections avec une décoction froide de notre poudre *astringente* et *anti-putride* et le purger deux fois, pendant le traitement, avec l'huile de ricin.

AGGRAVEE - Engravée - Crevasses aux pieds Pieds échauffés — Fourbure du chien

Inflammation de l'extrémité de la patte du chien, du bœuf, du mouton et du porc, produite par la marche prolongée sur un terrain dur, sec et caillouteux.

— Le chien atteint de cette maladie souffre souvent au point de ne pouvoir plus marcher. — Sa patte est chaude et douloureuse, s'enfle, et quelques fois se crevasse.

— Chez les autres animaux, même douleur et difficulté de se mouvoir.

— Le décollement de la sole, avec formation de pus, se produit souvent chez le bœuf.

TRAITEMENT. — Quand l'aggravée est légère, le repos, une nourriture rafraîchissante et quelques bains froids, suffisent pour la dissiper. — Mais lorsque l'inflammation est entièrement déclarée, il faut mettre l'animal à la diète ; appliquer sur les pattes des cataplasmes astringents, faits avec de la suie de cheminée et du vinaigre , auxquels on ajoute une cueillerée de poudre *astringente* , ou bien , un mélange d'argile et de vinaigre.

— Si la sole du bœuf , du mouton ou du porc est décollée , il faut enlever avec un instrument tranchant, la partie de la corne détachée , afin de donner issue au pus. — On panse ensuite la plaie avec notre *onguent détersif* et on enveloppe l'ongle avec du linge.

ALBUGO — Taie — Nuage

On appelle ainsi des taches qui occupent la surface de l'œil. — Elles sont occasionnées par des blessures ou sont la suite d'autres maladies , telles que inflammations , ulcères , etc.

— La *taie* ou *nuage* , n'est autre chose que l'albugo à un moindre degré. — On voit un nuage blanc ou légèrement bleu, occuper tantôt le milieu de l'œil tantôt le pourtour. — Dans ce dernier cas , la tache ne gène en rien la vue. — Il en est autrement dans l'autre cas : la vue étant gênée , l'animal devient ombrageux. — L'albugo est souvent tenace et peut durer longtemps.

TRAITEMENT. — Le moyen qui nous a le mieux réussi, consiste à faire , tous les jours , une insufflation de poudre *astringente* : on introduit une pincée de cette poudre dans l'extrémité d'un chalumeau de paille, et on l'insuffle sur la tache. — Dans l'intervalle des insufflations, on lotionne souvent l'œil avec l'eau fraîche.

AMAUROSE — Goutte sereine

Paralysie du nerf optique, produisant la diminution ou la perte de la vue, sans trouble de l'œil.

— L'amaurose est le résultat de coups sur la tête, de chûtes violentes. — D'une lumière trop vive, d'hémorrhagies ou saignées trop abondantes. — Quelques fois elle accompagne une autre maladie.

TRAITEMENT. — Lorsque l'amaurose accompagne une autre maladie, elle guérit d'elle-même. — Dans tous les autres cas, elle est incurable.

ANASARQUE — Hydropisie

L'anasarque est une hydropisie générale qui se produit sous la peau. — Exemple : l'enflure des quatre membres, — de tout le dessous du ventre.

C'est un symptôme de la *cachexie*, ou pourriture du mouton.

— Le froid humide, — les étables ou bergeries basses, humides, manquant d'air ou de lumière, — l'excès de travail et une mauvaise nourriture, en sont les principales causes.

— La chair des animaux atteints de cette maladie paraît bouffie ; elle est molle, flasque et décolorée. — Sous la peau, dans les parties basses surtout, se forment des enflures dans lesquelles la pression du doigt laisse son empreinte : — l'œil devient pâle ainsi que l'intérieur de la bouche. — Le moindre exercice essouffle les animaux. — L'anasarque est toujours une maladie grave.

TRAITEMENT. — Aliments de bonne qualité : foin de prairies hautes, — avoine ou orge cuite, — sel marin tous les jours, — couverture et bon pansage, — écuries propres, — promenade, — boissons peu abondantes et nitrées, — frictions tous les deux jours sur les parties enflées, avec le *liniment résolutif anti-rhumatismal.* — Si les animaux sont maigres et affaiblis, leur faire boire des infusions aromatiques, du vin tiède auxquels on ajoute une cuillerée à soupe de poudre *astringente antiputride* ; on remet ensuite peu à peu au travail.

ANÉMIE — HYDROHÉMIE

Appauvrissement du sang

Dans cette maladie, le sang est pauvre, peu abondant, et possède beaucoup d'eau.

— Les hémorrhagies, — les suppurations abondantes et longtemps continuées, — les diarrhées anciennes, la privation de nourriture ou des aliments de mauvaise qualité ; — un air vicié , — l'excès de travail , en sont les causes les plus ordinaires.

— Dans l'anémie , toutes les fonctions sont languissantes , — l'animal se meut difficilement , maigrit et manque de force : le moindre travail le fatigue et le fait suer. Il est très sensible au froid. , — l'œil et l'intérieur de la bouche sont pâles ; — il se forme des épanchements (œdèmes) dans les parties basses du corps. — Les urines sont claires.

TRAITEMENT. — Bonne nourriture et de facile digestion. — Ecuries propres et aérées. — Exercice léger. — Avoine et orge cuites. — Sel de cuisine. — Donner, matin et soir, dans du son *frisé* , une cueillerée à soupe de poudre *tonique antiputride*. — Pour boisson , eau rouillée et nitrée. — Vin étendu d'eau , un litre par jour en deux fois.

ANGINE — Mal de gorge — Esquinancie Étranguillon

Inflammation de la gorge *(de la muqueuse, de l'arrière bouche et du larynx)*.

L'angine atteint tous les animaux , mais plus fréquemment le cheval que le bœuf et le mouton.

— Elle accompagne presque toujours la gourme.

— Les brusques refroidissements , — les arrêts de transpiration , les courants d'air froids et humides , —

les fourrages âcres et les poussières irritantes, sont les causes de l'angine.

— Elle s'annonce par un peu de tristesse. — La gorge est chaude et douloureuse, quelques fois enfle. — Chez le bœuf, l'enflure envahit souvent toute la tête.

— La bouche et l'intérieur du nez sont rouges ; de leur ouverture s'écoulent des mucosités filantes. — L'animal cherche à manger et n'avale que difficilement, même les liquides qu'il rend parfois du nez. — La toux accompagne souvent ces symptômes.

TRAITEMENT. — Repos dans une écurie propre et chaude. — Faire, sur la gorge, des frictions d'huile d'olive tiède. — Appliquer sur la partie malade une cravate en laine ou mieux une peau de mouton. — Aliments plutôt liquides que solides : thé de foin avec addition de farineux. — Boissons chaudes et miellées ou tisane de figues. — Fumigations, deux fois par jour, avec la vapeur d'eau de mauve ou de son. — Ces moyens suffisent pour triompher de l'angine légère. Mais si la respiration est bruyante, difficile, et menace d'asphyxier l'animal, il faut pratiquer de petites saignées et frictionner la gorge avec le *révulsif universel*. — On répète la friction 6 heures après la première, si on n'a pas obtenu d'amélioration. — Un séton animé avec notre *révulsif*, et placé au poitrail, peut être très utile.

ANOREXIE — Inappétence — Dégoût Perte d'appétit

Diminution ou perte d'appétit, qui est, le plus souvent, le symptôme d'une maladie grave et qui disparaît avec elle.

L'inappétence est plus fréquente chez le chien que chez les autres animaux, et souvent, chez lui, précède la rage.

APHTHES

On nomme ainsi des petites vésicules qui, en se crevant, forment des ulcères.

Cette maladie se montre dans la bouche, aux gencives, sur la langue, et quelques fois sur le bout du nez, sur le muffle et sur les mamelles des bêtes à cornes.

— Les aphthes sont produits par la mauvaise nourriture, — par des troubles digestifs, ou par des parasites infiniments petits (*mycrophites*).

— En ouvrant la bouche des animaux, on voit des petites élevures rouges, présentant un point blanc au milieu ; bientôt ces vésicules se crèvent et forment des plaies ulcéreuses, qui s'étendent au point d'occuper quelques fois une grande partie de la bouche. — L'animal bâve, jette du nez, et mange avec beaucoup de difficulté.

TRAITEMENT. — Aliments liquides : barbottages épais et légèrement salés. — Injecter dans la bouche de la tisane de figues ou de mauve pour calmer l'inflammation. — Plus tard, lorsque les ulcères sont formés, employer des gargarismes d'oxymel (Voyez *Oxymel* à la dernière page) auxquels on ajoute une cueillerée de poudre *astringente anti-putride*. — Ces moyens suffisent pour triompher de cette maladie, plus incommode pour les animaux que dangereuse.

ARTHRITE

Inflammation des jointures (articulations).

Les blessures, les plaies produites par des chûtes (genoux couronnés), des coups de pied ; — l'effet intempestif de certains remèdes, la produisent. — Elle accompagne ou succède à certaines maladies ; telles que : pleurésie, métrite, etc.

— L'arthrite peut attaquer plusieurs jointures à la fois.

— On reconnaît cette maladie à la douleur excessive et à l'enflure de la jointure ; à la démangeaison qui porte l'animal à se frotter ou à se mordre la partie affectée. — Quelques fois, une plaie se forme et pénètre dans l'intérieur de la jointure (*arthrite purulente*) ; dans ce cas, la maladie est plus grave. D'autres fois ce sont des dépôts (abcès) qui occupent le pourtour de la partie enflammée.

TRAITEMENT. — Au début, empêcher l'inflammation de se produire ou d'augmenter, et borner les mouvements de la jointure (l'immobiliser). Pour cela, on applique un bandage matelassé avec des étoupes, qu'on maintient sur la partie malade en comprimant avec de la chevillière qu'on dispose en croix. — On fait ensuite, sur ce bandage, des lotions continues d'eau froide vinaigrée à laquelle on a ajouté deux cuillerées de poudre astringente. — Si la partie enflammée ne présente aucune plaie, appliquer des emplâtres d'argile, de vinaigre et de poudre astringente, qu'on renouvelle souvent, pour les maintenir toujours frais. — Lorsque l'arthrite suppure, il faut faciliter l'écoulement du pus en faisant de larges ouvertures. — On panse ensuite avec de l'eau-de-vie ou bien avec notre liniment *anti-rhumatismal*, et on comprime avec un bandage matelassé sec, pour immobiliser la jointure. — Si malgré ce traitement, la suppuration continuait et que la plaie fut de mauvaise nature, il faudrait faire trois frictions *révulsives (révulsif universel)* une par jour, pendant trois jours.

— Dans les *couronnements* simples du genoux, ou excoriations d'autres jointures, il suffit de les saupoudrer plusieurs fois dans la journée ,, avec notre poudre *astringente dessicative* pour les voir promptement se guérir.

ASCITE — Hydropisie du ventre

— Amas d'eau dans le ventre — (de *sérosité dans l'abdomen)*.

— Le chien est plus sujet à cette maladie que les autres animaux. — Elle est le plus souvent la conséquence d'une autre affection.

— Les refroidissements de la peau, — les habitations humides, — les boissons froides, — la tonte, pratiquée chez le mouton pendant une saison à température variable, les maladies chroniques du cœur, des reins, de l'utérus, la produisent.

— L'augmentation du ventre est ce qui frappe le plus, dans cette maladie. — L'animal devient triste, perd l'appétit, maigrit, marche lentement, boit souvent et urine peu. — Puis, le volume du ventre augmentant, les membres s'infiltrent, s'enflent (anasarque). — L'œil et la bouche sont décolorés.

TRAITEMENT. — Purgatifs souvent répétés : huile de ricin pour le chien, et sulfate de soude pour les autres animaux. — Bonne nourriture à laquelle on ajoute, dans le son frisé, deux cuillerées par jour, de poudre *tonique anti-putride*. — Frictions sèches sur tout le corps. — Vapeurs aromatiques, sous le ventre, ou mieux, frictions de *révulsif universel*. — Et enfin, la ponction, si l'animal est menacé d'asphyxie. — Ce dernier moyen n'est qu'un palliatif qui soulage momentanément les animaux.

ASPHYXIE

Suspension ou arrêt de la respiration et d'autres fonctions importantes, suivie le plus souvent de mort.

— Suivant les causes qui la produisent, on distingue : l'asphyxie par strangulation, — l'asphyxie par submersion, — l'asphyxie par manque d'air, — par des gaz impropres à la respiration, — par la fumée, en cas d'incendie.

TRAITEMENT. — Eloigner de suite la cause qui a produit l'asphyxie et chercher à rétablir la respiration : — Exposer l'animal à un bon air frais. — Insuffler, pendant longtemps, de l'air dans le nez, avec la bouche, ou bien, chez les grands animaux, avec un soufflet. — En même temps, comprimer la poitrine pour solliciter les mouvements du poumon. — Frictionner, avec une brosse rude ou des bouchons de paille, les membres et le cou. — Pratiquer une petite saignée. — Faire, aux fesses et sur les épaules, des frictions avec le *révulsif universel*. — Donner des lavements d'eau tiède auxquels on ajoute une cuillerée de liniment *anti-rhumatismal*.

ASTHME — ESSOUFFLEMENT — ETOUFFEMENT

Gêne considérable de la respiration, avec toux fréquente, pénible et sans fièvre.

— L'asthme se montre chez les chiens, surtout lorsqu'ils sont âgés. — Il se produit insensiblement, sans cause appréciable. — La joie, une vive émotion ou une course, rendent les animaux essoufflés au point d'être menacés d'asphyxie.

TRAITEMENT. — L'asthme est incurable. (Voyez *Pousse*).

ATROPHIE — Emaciation

L'atrophie est un défaut de nutrition d'une ou de plusieurs parties du corps, qu'on reconnaît à l'amaigrissement ou *émaciation* des chairs.

— Tout ce qui ralentit ou empêche la circulation du sang ou dimiuue la sensibilité, — une douleur localisée, un excès de travail, — certaines maladies, une paralysie, par exemple, produisent l'atrophie.

TRAITEMENT. — Exercice ou travail modéré. — Frictionner, tous les deux jours, avec le révulsif *anti-rhumatismal*, afin d'attirer le sang vers la partie émaciée et activer les nutritions. — Si ces moyens ne suffisent pas, faire, tous les huit jours, une friction avec le *révulsif universel*.

ATTEINTE

Contusion ou meurtrissure avec ou sans plaie, que les animaux se font à l'extrémité des membres.

— Cette maladie est fréquente chez les chevaux qui se forgent ou qui, fatigués et faibles de reins, se coupent en marchant.

— Les fers à crampons pointus ou garnissant trop en dedans, occasionnent souvent cet accident.

— L'atteinte est simple lorsqu'elle est légère. — Dans ce cas, le poil manque sur la partie contusionnée. La peau est entamée à la surface ou dans son épaisseur. — La douleur est peu vive. — La boîterie est légère et disparaît après quelques pas.

— L'atteinte est dite sourde lorsqu'elle se produit sur les talons, sur les tendons et occasionne une douleur vive. — Encornée, lorsque le sabot est atteint, décollé, etc.

TRAITEMENT. — L'eau froide, en bains ou en irrigations, suffit ordinairement pour guérir les atteintes avec ou sans plaies, lorsqu'elles sont récentes et légères. — Mais si la contusion a meurtri profondément les tissus, il faut appliquer des cataplasmes calmants, de mauve, de farine de lin, de miel et de son mêlés, afin de hâter la chûte de la partie meurtrie et mortifiée. — Lorsque l'atteinte est encornée, notre *onguent détersif* produit promptement la guérison. — Les plaies, contuses ou non, doivent être pansées avec l'eau-de-vie et saupoudrées de poudre *astringente dessicative*. — Suivant le degré de l'atteinte, donner du repos.

AVORTEMENT

Expulsion du fœtus mort ou incapable de vivre.

L'avortement cause des pertes considérables à l'éleveur et déprécie les femelles qui en sont frappées.

Les femelles qui ont avorté restent souvent stériles ou sont sujettes, pendant plusieurs années, à voir cet accident se renouveler. — On doit donc les proscrire de la reproduction.

— Les causes de l'avortement sont : les fortes contusions, pressions ou secousses exercées sur le ventre, — une nourriture mauvaise, insuffisante ou indigeste, — un travail excessif, — la frayeur, — les saignées trop abondantes, — les purgatifs trop violents, — certaines maladies graves qui donnent lieu à un trouble général, certaines circonstances atmosphériques.

— L'avortement se produit, le plus souvent, soudainement et sans effort ; l'animal n'en éprouve aucun malaise. — Lorsque le fœtus est mort dans le ventre de la mère, son expulsion est précédée d'une inquiétude caractérisée par la voix plaintive, la tristesse et la marche difficile. — Le ventre est alors tombé.

— Quand le fœtus n'est pas mort, les douleurs sont plus vives, mais l'animal est moins accablé ; — la vulve est gonflée et laisse écouler un liquide filant. — Viennent ensuite les efforts expulsifs, qui sont plus ou moins énergiques suivant l'état de l'animal.

TRAITEMENT. — Prévenir l'avortement en évitant les causes qui le produisent. — Quand il arrive, faire un bon lit de paille et laisser agir la nature, si le travail se fait bien. — Dans le cas contraire, injecter dans la matrice de l'eau de mauve tiède, du mucilage de graines de lin. — Si la mère a épuisé ses forces, lui faire avaler des infusions aromatiques chaudes, du café ou un litre de vin. — Si enfin, le fœtus ne peut être expulsé, il faut le secours de la main et des cordes et, par des tractions répétées, aider les efforts de la mère. — Après l'expulsion du fœtus, il faut s'occuper de celle de la délivrance, qui se produit le 2me ou 3me jour, si surtout, l'on donne des breuvages de mucilage de lin et de farine, et si l'on injecte dans la matrice des liquides chauds et calmants.

— La bête qui a avorté doit être tenue chaudement et séparée des autres femelles. — L'étable où s'est produit l'avortement doit être désinfecté ; — enlever le fumier ; — laver les mangeoires, — blanchir les murs à la chaux ; — brûler des baies de genièvre, de cades ou des plantes aromatiques.

BALANITE (Voyez Acrobustite)

BALLONNEMENT (Voyez Météorisation)

BARBES — Barbillons

On appelle ainsi des petits mamelons, servant de soupapes aux conduits salivaires, et placés de chaque côté du frein de la langue.

— Lorsqu'un cheval semble ne pas manger ni boire comme d'habitude, les maréchaux, ignorant l'utilité des barbillons, les excisent, croyant remédier ainsi à l'indisposition. — C'est absolument le contraire qu'ils font : l'ouverture des conduits salivaires n'étant plus protégée par leur soupape naturelle, donne passage à des parcelles de foin, de paille ou à des graines de brôme, qui produisent des inflammations et des abcès dont les animaux souffrent beaucoup.

TRAITEMENT. — Extraire les corps étrangers engagés dans le conduit, et faire de fréquents gargarismes d'oxymel, auxquels on ajoute une cuillerée de poudre astringente. (Voir *Oxymel* à la dernière page).

BLEIME

La bleime est une meurtrissure de la sole du talon.

On l'observe surtout aux pieds de devant et plus souvent au talon de dedans.

— Tous les chevaux sont sujets à cette maladie, mais les pieds lourds, serrés en talon, encastelés, ou bien larges, plats et à talons bas, y sont plus exposés ; — la cause la plus sérieuse des bleimes, c'est une mauvaise ferrure.

— Le cheval qui souffre d'une bleime porte le pied malade en avant et évite de l'appuyer. — En marchant il boite, — les talons sont chauds et si on les comprime avec la tricoise du maréchal, l'animal accuse une vive douleur.

— On distingue trois espèces de bleimes : la *bleime sèche*, la *bleime humide* et la *bleime suppurée*.

— Dans la *bleime sèche*, le sang épanché sous la sole, la colore en jaune pointillé de rouge. — Cette bleime est ordinairement sans gravité et fait rarement boîter.

— Dans la *bleime humide*, il y a inflammation et exhudation liquide qui fait décoller la corne. — Celle-ci est molle et quelques fois humectée de sang. — Cette bleime fait boîter l'animal.

— Dans la *bleime suppurée*, l'inflammation est accompagnée de suppuration ; — la sole et la paroi se décollent ; — la boiterie est considérable.

TRAITEMENT. — Parer le pied et amincir les talons le plus possible ; — ramollir la corne et calmer la douleur en appliquant des cataplasmes de mauve. — Oindre ensuite le pied de corps gras et appliquer un fer à planche, ou, si la fourchette est mauvaise, mettre un fer à larges éponges.

— Quand la bleime est suppurée, il faut enlever la partie de corne décollée et amincir tout autour. — Appliquer un fer léger et panser avec l'eau-de-vie en comprimant, ou bien, si la plaie n'a pas bon aspect, panser avec l'*onguent détersif*.

BLENNHORRÉE (Voyez Acrobustite)

BLÉPHARITE (Voyez Ophtalmie)

BLESSURES

Sous le nom générique de blessure, on désigne toute lésion locale, avec ou sans plaie, produite par une cause extérieure.

Les blessures comprennent donc : les *plaies*, les *entorses*, les *contusions*, les *luxations*, les *fractures*, les *hernies*, les *brûlures*, etc. — (Voyez ces mots).

BOITERIE — Claudication

On appelle ainsi une irrégularité dans la marche qui dénonce l'existence d'une maladie ou d'une blessure d'un membre et, le plus souvent, du pied.

Toute boîterie accuse une douleur, et plus la douleur est vive, plus la boîterie est prononcée.

— Le cheval qui souffre d'une jambe cherche à se soulager en rejetant le poids du corps sur la jambe saine correspondante. — En effet, lorsqu'il marche, le membre malade touche à peine à terre et reste plus longtemps en l'air ; la tête et l'encolure s'élèvent au moment du poser. — Le membre sain, au contraire, reste longtemps appuyé sur le sol et moins de temps en l'air ; la tête et l'encolure retombent sur lui au moment du poser, pour soulager le membre malade. — Le contraire se produit lorsqu'il s'agit de la boîterie d'une jambe de derrière : la tête et l'encolure s'abaissent au moment où le pied fait son appui. — C'est sur le membre dont le pied appuie le moins longtemps sur le sol qu'il faut rechercher la cause de la boîterie.

— Pour cela, il faut examiner le membre malade dans toute son étendue et le comparer au membre sain correspondant. — S'il existe des tares dures ou molles, des *efforts*, des *blessures*, des *javarts*, des *seimes* (voyez ces mots); il faut les explorer avec soin en les comprimant avec la main. — S'il n'y a pas de douleur, c'est ailleurs qu'il faut chercher la boîterie. — On lève alors le pied et on l'embrasse des deux mains, — si on le sent plus chaud que le pied sain, la boîterie vient du pied. — Alors on regarde si le fer n'appuie pas sur la sole, puis avec le brochoir (marteau à ferrer) on frappe à petits coups sur les rivets, sur la fourchette, pour s'assurer de leur sensibilité.

— Si cet examen ne démontre rien, il faut déferrer le pied si, surtout, il est chaud et sensible.

— On retire les clous un à un, et on s'assure s'il n'y a pas d'humidité ou de pus sur la lame. — On pare légèrement à plat tout le dessous du pied et on comprime la sole en la pinçant dans toute son étendue avec les *tricoises* — Enfin si on n'a rien trouvé, on réapplique le fer avec quatre clous seulement et on termine l'examen en faisant jouer successivement toutes les jointures du membre.

— Pour le traitement des boiteries, voir les articles spéciaux.

BOITERIE INTERMITTENTE

POUR CAUSE DE VIEUX MAL

Cette boiterie ne se montre pas d'une manière continue, de façon qu'elle n'est pas toujours visible.

— On en reconnait deux espèces : la boiterie à *froid*, qui se montre après le repos et disparaît après un exercice plus ou moins long, et la boiterie à *chaud*, qui n'existe pas après le repos, et se montre pendant l'exercice.

— Cette boiterie est *rédhibitoire* (annule la vente) à condition pourtant qu'elle est due à un vieux mal, ce qui veut dire que la boîterie doit être ancienne, chronique et ne pas être produite par un mal récent.

BOULETURE — Cheval bouleté

Redressement et déviation en avant du boulet. — Un cheval bouleté est un cheval usé, ruiné.

Tout ce qui tend à rétracter les tendons fléchisseurs des membres, concours à produire la bouleture ;

ainsi les efforts violents et souvent répétés— les engorgements tendineux (nerf-ferrure) les formes, les seimes, une mauvaise ferrure, etc.

— Le cheval bouleté paraît plus souffrant au repos qu'au travail, — il boite plus ou moins suivant le degré de bouleture. — Il est très exposé à butter.

TRAITEMENT. — Lorsque la bouleture n'est que commençante, les animaux ne doivent être employés qu'à un service à allures lentes et sur de bonnes routes ou au labour. Faire une friction de liniment *anti-rhumatismal* tous les quatre jours.— Une ferrure méthodique consistant en un fer à éponges nourries ou plutôt à crampons, doit être employée.— Ce fer est préférable au fer à pince prolongée qui souvent au lieu de remédier au mal, l'augmente.

— Lorsque la bouleture est produite par des formes, des seimes, des molettes, etc., son traitement est celui qui convient pour la guérison de ces maladies. — La section d'un tendon fléchisseur ne remédie que momentanément à la bouleture et doit être proscrite.

BRONCHITE — CATARRHE
RHUME DE POITRINE — COURBATURE
MORFONDURE

C'est l'inflammation de la muqueuse des bronches. — Les animaux qui suent facilement à cause de leurs poils d'hiver, y sont plus sujets. — Le froid, surtout lorsqu'il est humide, — le passage brusque d'une température à une autre — les poussières irritantes, en sont les causes les plus ordinaires.

— Au début, la bronchite se reconnaît à la gêne de la respiration, — au battement du flanc, — à la chaleur de l'air qui sort des narines, — à la toux plus ou moins fréquente, surtout quand l'animal sort de l'écurie, — à la tristesse et à la coloration de l'œil. — Chez les bêtes bovines, l'œil est larmoyant et la rumination cesse. — Plus tard, la toux augmente, mais elle est moins pénible; — un jetage d'abord liquide, peu abondant, se produit par les deux narines. — Ce jetage augmente peu à peu et devient épais. — Chez le chien, il y a, pendant la toux, vomissement de glaires.

TRAITEMENT. — La bronchite récente et légère cède facilement à un traitement simple : tenir le malade chaudement et au repos ; — le bouchonner souvent. — Diète plus ou moins sévère suivant le degré du mal ; — boissons tièdes à la farine d'orge, en abondance. — Si la toux est fréquente et pénible, donner de la tisane de figues ; — faire une saignée ; — frictionner le poitrail ou les côtés de la poitrine avec le *révulsif universel* ; — mettre un séton au poitrail.

— Chez le chien, au début de la bronchite, il convient de purger avec l'huile de ricin, pour dégager les bronches et donner des tisanes émollientes avec le goudron.

BRULURE

Altération produite sur les parties vivantes par l'action de la chaleur.

— Le chien et le chat, par les rapports directs qu'ils ont avec l'homme, y sont plus exposés que les autres animaux.

— L'incendie de la litière, — l'eau bouillante, — des cataplasmes trop chauds, — le fer appliqué trop chaud sur le pied (sole brûlée) occasionnent le plus souvent cet accident.

TRAITEMENT. — Lorsque la brûlure est *légère*, bains d'eau froide ou compresses d'eau vinaigrée. — Application de neige ou de glace pillée. — Lorsqu'elle est *grave*, cataplasmes de farine de lin et de poudre *astringente*. — Onctions de liniment *anti-rhumatismal*.

CACHEXIE AQUEUSE

Pourriture — Bouteille — Douve

Mal de foie

Maladie générale produite par un appauvrissement du sang et caractérisée par la pâleur et la mollesse des chairs ; par la perte progressive des forces ; par l'amaigrissement ; par des infiltrations ou hydropisies sous la peau, dans la poitrine et le ventre.

Dans la cachexie, la masse du sang et sa partie solide ont diminué, tandis que la partie liquide a considérablement augmenté.

— Cette maladie est fréquente, surtout chez le mouton et le lapin. — Elle se montre quelques fois à l'état épidémique, après les années pluvieuses.

— Les prairies marécageuses dont le sol est argileux, — une nourriture mauvaise ou insuffisante et trop aqueuse, — certains parasites du foie *(distomes)*, en sont les causes principales.

— Les signes qui précèdent la cachexie, sont fournis par les bêtes à laine les plus maigres, les moins vigoureuses. — Un œil attentif voit, en effet, ces animaux perdre leur gaîté, leur force, leur vivacité ; l'appétit diminue ; — le besoin de boire est grand ; — la rumination est troublée ; — l'œil et la bouche sont pâles.

— Lorsque la maladie éclate, la faiblesse augmente, la peau devient d'un blanc mât avec reflet jaunâtre ; — la laine devient sèche, cassante et se détache facilement ; — la soif est toujours très grande, les urines rares, l'appétit presque nul, — le dos est très sensible à la pression. — Puis le corps s'empâte, l'œil se boursoufle ; — l'hydropisie de la peau se montre, pour disparaître par l'exercice et revenir pendant le repos ; sous la ganache se forme une tumeur molle, appelée par les bergers *bouteille*

— Cette infiltration d'eau gagne en étendue, alors le mal est à sa dernière période. Enfin, la diarrhée se montre et les animaux meurent.

TRAITEMENT. — Quand la cachexie est avancée, elle est incurable. — Au début, il faut changer les prairies humides, par des prairies hautes. — Nourriture fortifiante : avoine, — farineux auxquels on ajoute une cuillerée de poudre *tonique* et *anti-putride*; — boissons *rouillées* et *goudronnées* (Voir ces mots à la dernière page ; — sel, 5 à 6 grammes par jour et par tête ; — bergerie sèche et aérée. — Ne point sortir les animaux de la bergerie, pendant les journées de pluie et de brouillard.

CALCULS — Pierres — Graviers

Dépôts solides formés dans le corps des animaux par des sels que les liquides contiennent.

— Les causes qui produisent les calculs sont, ainsi que leur forme et leur poids, des plus variés.

— Il est fort difficile de reconnaître leur présence, les signes qu'ils fournissent étant communs à d'autres maladies.

— Il y a plusieurs sortes de calculs : les *calculs biliaires*, — les *calculs salivaires*, — les *calculs* de l'*intestin* et ceux de la *vessie*.

TRAITEMENT. — *Calculs biliaires* — se traitent par le sulfate de soude donné à petite dose et longtemps continué (150 grammes par jour pour les grands animaux, 8 grammes pour les petits).

— *Calculs salivaires.* — On les extrait. — Pour cela, on incise le canal salivaire.

— *Calculs intestinaux.* — Sulfate de soude à l'intérieur. — On doit, en outre, fouiller les animaux par le rectum afin de les extraire ou de les déplacer.

— *Calculs vésicaux.* — Tisane de graines de lin et de poudre *astringente*, à laquelle on ajoute du nitre. — Nourriture : herbes en vert ; — pas d'aliment farineux ; repos.

CANCER — CANCRE

Maladie aussi difficile à définir qu'à guérir. — Nous dirons néanmoins qu'elle consiste en une grosseur ordinairement dure, qui s'augmente et se multiplie facilement.

— Le germe du cancer se trouve dans l'animal qui en est atteint. — On admet aussi qu'il peut être produit par une irritation locale.

TRAITEMENT. — On ne connaît aucun remède capable de guérir le cancer. — Il faut en faire l'ablation avant qu'il soit devenu volumineux.

CAPELET — PASSE-CAMPAGNE

C'est une grosseur molle qui occupe la pointe du jarret des grands animaux et notamment du cheval.

— Elle est produite par des contusions. — Les chevaux qui ont le vice de ruer attelés; — ceux qui, en se couchant, laissent toucher la pointe du jarret sur le sol, y sont très exposés. — Certaines conformations du jarret y prédisposent.

— Le jarret atteint de capelet est disgracieux à l'œil, il paraît être coiffé. — C'est sur sa pointe, quelques fois de côté, que se trouve placé le capelet. — Cette tumeur est mollasse, mobile, sans douleur et fait rarement boîter les animaux. — Dans quelques cas, elle s'abcède.

TRAITEMENT. — Au début : douches d'eau froide ; application d'argile, de vinaigre et de poudre *astringente* mêlés, qu'on renouvelle souvent. — Plus tard, frictions de *révulsif universel :* deux frictions suffisent ordinairement.

— Lorsque le capelet résiste à ces moyens, il faut l'ouvrir avec un instrument aigü et injecter dans la poche, du *révulsif universel.* — Ce dernier moyen réussit infailliblement.

CARIE — Nécrose-Gangrène des os

— La carie, c'est la mort d'une partie des os.

— Tous les os sont sujets à la carie, mais les os courts plus que les os longs.

— Les offenses extérieures en sont presque toujours la cause.

— L'inflammation des os (ostéite) se termine souvent par la carie.

— La carie est toujours précédée d'une inflammation plus ou moins douloureuse, suivant la profondeur du mal ; ensuite l'os se gonfle, s'ulcère et suppure par une petite ouverture appelée fistule. — Le pus est liquide, grisâtre, mêlé à du sang et répand une mauvaise odeur. — Au voisinage de la partie cariée, on voit un gonflement mou, chaud et douloureux qui, plus tard, devient dur (induré).

TRAITEMENT. — Le moyen le plus prompt pour détruire la carie. c'est le feu. Il faut l'employer sans hésitation. — On fait alors chauffer un cautère à blanc, on le plonge dans la partie cariée et on l'y laisse pendant quelques instants afin de détruire toutes les parties malades qui, au bout de quelques jours, sont rejetées par la suppuration. — Une plaie rose, donnant un pus blanc et épais, indique que la carie est détruite. — Cette plaie doit être traitée comme une plaie simple (Voyez *Plaies)*.

CATARRHES

Inflammation récente ou ancienne (aigüe ou chronique) d'une muqueuse, avec formation d'humeur épaisse (mucus purulent).

Il y a plusieurs espèces de catarrhes :

— Le catarrhe des *cornes* ; — le catarrhe *auriculaire* du chien ; — le catarrhe *nasal ;* le catarrhe *pulmonaire.*

— *Catarrhe des cornes.* — Maladie particulière aux bêtes bovines. — Les bœufs de travail y sont plus sujets à cause de l'ébranlement que le joug exerce sur leurs cornes. ; — les coups violents portés sur la tête ; — un travail pénible joint à une nourriture abondante et récemmeut récoltée ; — les fortes chaleurs, causent ce catarrhe.

— Au début, il y a souvent écoulement de sang (hémorrhagie) ; — battement de flanc ; — perte d'appétit; — les animaux sont moins ardents au travail ; — vers le sixième jour, la rumination cesse, le bœuf tient la tête basse et penchée du côté malade ; — la corne affectée devient brûlante ; — l'œil du même côté est rouge, puis un jetage glaireux et de mauvaise odeur, s'établit par le nez ; — ce jetage augmente ; — l'animal refuse de manger, maigrit et tombe dans la marasme.

TRAITEMENT. — Au début, repos, saignée à la queue ; compresses d'eau vinaigrée sur la tête, surtout autour des cornes ; privation de fourrage ; — boissons blanches nitrées ; — s'il se forme un dépôt dans l'intérieur des cornes, il faut, sans hésiter, les amputer (scier) ; — on fait ensuite des injections de décoctions froides de poudre *astringente* et *anti-*

putride. — L'amputation et les injections ramènent promptement la santé.

— *Catarrhe auriculaire du chien.* — *Otite chronique.*

Difficile et long à guérir, ce catarrhe s'annonce par une démangeaison ; les animaux se grattent les oreilles et secouent souvent la tête; — l'intérieur de l'oreille est rouge et laisse suinter un liquide plus ou moins abondant, épais et jaunâtre, répandant une mauvaise odeur. Cette maladie se termine souvent par l'épaississement de la membrane qui tapisse l'oreille et, par suite, détermine la surdité.

TRAITEMENT. — Nettoyer l'oreille avec de l'eau savonneuse; — calmer la douleur par des lotions de mauve; — faire ensuite, trois fois par jour, des injections, dans les oreilles, avec une décoction froide de poudre *astringente* et *anti-putride*; — après chaque injection, laisser tomber au fond de l'oreille quelques gouttes d'huile de goudron (Voir *Huile de goudron* à la dernière page).

— Avoir recours aux purgatifs de temps en temps.

— Le séton sur le cou peut être utile.

— *Catarrhe nasal* — (Voyez *Angine*).

— *Catarrhe pulmonaire* — (Voyez *Bronchite*).

CERISES

On appelle ainsi de petites excroissances de chair, qui s'élèvent de la surface d'une plaie, plus spécialement sur les plaies du sabot, et que leur forme et leur douleur ont fait comparer à des cerises.

Ces excroissances de chair dépendent presque toujours du pansement mal fait d'une plaie du pied, ou du pincement des chairs par la corne, comme dans la seime.

TRAITEMENT. — Exciser l'excroissance de chair, la saupoudrer fortement de poudre *astringente* et panser en comprimant; — on applique ensuite sur le pansement une plaque métallique (tole ou fer-blanc).

CHALEUR (Coup de) — Coup de sang Insolation

Asphyxie rapide à la suite de violents efforts de tirage ou de courses rapides, par un temps très chaud.

— Les animaux mis hors d'haleine par un travail exagéré sur des routes poussiéreuses, dans une atmosphère raréfiée, sous les rayons d'un soleil brûlant, sont frappés de chaleur. — Ceux qui sont bien nourris, gras, y sont plus exposés.

— Au début du mal, l'animal ralentit son allure et n'est plus sensible à l'action du fouet; — son corps est plus suant que de coutume; puis il s'arrête immobile sur ses membres, le regard fixe, luisant et comme agrandi.— Ses narines se dilatent, sa face se grippe, — le flanc s'agite avec précipitation, — la respiration devient rapide et fortement bruyante, — la sueur ruisselle sur tout le corps; — si on arrête l'animal, la respiration peut revenir à l'état normal, mais le plus souvent, les conditions d'asphyxie sont complètes au moment où l'animal est arrêté; alors, à bout de force, il chancelle sur ses membres et tombe sur le sol comme une masse inerte.

TRAITEMENT. — Prévenir les coups de chaleur en évitant de laisser les animaux longtemps exposés à un soleil trop chaud ou dans des écuries ou bergeries trop chaudes et mal aérées.

Quand le mal est déclaré, on doit jeter, pendant 5 minutes, de l'eau froide en abondance sur le corps, — puis sécher la peau avec des éponges ou des linges et la frictionner avec des brosses rudes ou des bouchons de paille. — Donner des infusions aromatiques, du vin. — Faire une saignée moyenne et la renouveler au besoin. — Insuffler de l'air dans les naseaux, avec un soufflet.

CHANCRE (Voyez Ulcère)

CHARBON — Fièvre charbonneuse Antrax — Glossantrax — Avant-coeur Maladie du sang — Sang de rate

Le charbon est une maladie par altération du sang, virulente et contagieuse, dont le siége et la forme sont variables suivant les divers animaux.

Il est particulier aux herbivores, mais il se transmet par inoculation à tous les autres animaux, même à l'homme.

On a vu des mouches ayant butiné sur des cadavres d'animaux charbonneux, communiquer le charbon à l'homme, par leur piqûre.

— Le charbon apparaît sous tous les climats, surtout après les années pluvieuses, pendant et après les chaleurs de l'été.

— Il frappe indistinctement tous les animaux, les jeunes comme les vieux, les gras comme les maigres et produit généralement de grandes mortalités.

— Les causes du charbon sont : la contagion ; — les émanations qui se dégagent du sol pendant les chaleurs de l'été et les altérations diverses que les fourrages subissent sous cette influence.

— L'infection du sang semble être produite par un parasite microscopique (microphyte) qui pénètre dans les animaux par l'air, les boissons ou les aliments.

— On reconnaît deux espèces de charbon :

1° *Charbon* proprement dit.

— Il se montre, sous forme de grosseurs (tumeurs), indifféremment sur toutes les parties du corps, chez le cheval et le bœuf. — Chez le mouton, il occupe de préférence, la tête et le voisinage des ouvertures naturelles.

— Ces tumeurs, peu volumineuses et douloureuses au début, grossissent rapidement et, de rouges qu'elles étaient, elles deviennent violacées, puis noires, indolentes et crépitent comme du parchemin qu'on froisse. — Les animaux deviennent tristes, éprouvent des tremblements aux épaules et aux fesses ; — les yeux sont rouges ; — la bouche est sèche ; — l'appétit diminue ou cesse ; la soif augmente ; — l'inquiétude et la douleur sont indiquées par de fréquents changements de place, par des trépignements ; — l'animal gratte du pied, se couche, se relève, beugle, hennit ou grogne, suivant l'espèce affectée.

TRAITEMEMT. — Il faut se hâter de faire pénétrer profondément dans les tumeurs un cautère chauffé à blanc ; — introduire dans les ouvertures, de l'étoupe imbibée de *révulsif universel.* — Frictionner ensuite toute la tumeur avec le même révulsif, afin de la fixer à la peau. ; — faire boire souvent des infusions aromatiques vineuses et même du vin pur, auquel on ajoute, chaque fois, une cuillerée de poudre *anti-putride.* — Donner des barbottages farineux à l'eau de goudron, auxquels on ajoute une pincée de sel de cuisine. — Écurie propre, sèche et bien aérée. — Séparer les animaux sains des malades ; — désinfecter les étables par des lavages de lessif chaud, puis avec du chlorure de chaux. — Chez le porc, les lavements purgatifs au sulfate de soude, produisent de bons effets.

— 2° *Fièvre charbonneuse.* — Se montre subitement avec les mêmes signes que le charbon proprement dit, moins les tumeurs à la surface du corps. — Ces tumeurs se forment au contraire dans l'intérieur du corps, particulièrement dans le foie, la rate, etc.

— Cette forme de charbon est généralement incurable.

TRAITEMENT. — Même traitement que le précédent moins l'emploi du fer rouge que rien ne motive.

— 3° *Glossantrax* ou *Charbon à la langue.* — Mêmes symptômes que les précédents, mais au lieu de tumeurs, ce sont de petites vessies qui se montrent sur les parties latérales de la langue, sur le frein, sur le palais, aux gencives et en dedans des lèvres.

— Ces vésicules sont grises ou jaunes et donnent lieu à une inflammation qui rend la langue enflée et pendante hors de la bouche. — L'animal bâve, puis ces vésicules se crèvent et forment des petites plaies ulcéreuses ; la salive devient filante et ichoreuse ; — enfin le mal gagne la gorge et la mort arrive par asphyxie.

TRAITEMENT. — Inciser les vésicules et faire de fréquents gargarismes d'eau vinaigrée froide auxquels on ajoute une cuillerée de *poudre anti-putride*.

— Le restant du traitement est le même que pour les deux autres espèces de charbon.

CHOLÉRA DE LA VOLAILLE

Maladie contagieuse et virulente de la volaille, ainsi appelée par son analogie avec le choléra asiatique.

Le choléra fait, à chaque apparition, de nombreuses victimes. — Sa marche est très rapide. — Il n'y a pas de maladie par virus fixe qui se transmette plus facilement.

— Les causes qui le produisent sont obscures. — La chaleur excessive semble contribuer à son développement, car c'est en juin, juillet et août qu'il fait le plus de ravages. — Il attaque toutes les espèces de volaille : poules, canards, oies, dindons ; les faisans et les paons sont moins atteints. Le lapin lui même peut en être affectée.

— On reconnaît le choléra à la perte d'appétit, à l'augmentation de la soif, — à la tristesse, — à l'affaissement du corps sur les pattes, — au plumage hérirsé, aux ailes tombantes, au cou flasque, à la tête basse. — Les animaux cherchent le soleil ou se groupent en se serrant les uns contre les autres ; — puis une diarrhée fétide et blanchâtre se montre ; — la crête prend une couleur foncée sur ses bords ; — si on écarte les plumes, on aperçoit quelquefois sur la peau une teinte bleuâtre. — Alors la volaille est très abattue, comme endormie et se tient à peine sur les pattes; — puis la crête se gonfle, devient violacée ou noire et l'animal succombe.

— Tout cela se produit souvent en quelques heures.

TRAITEMENT. — Tenir les poulaillers et les basses-cours dans le plus grand état de propreté ; — les arroser et renouveler souvent l'air ; ne point exposer la volaille au soleil ; — changer la nourriture : remplacer les grains par des salades hâchées mêlées à du son et à de la poudre *tonique anti-putride*, le tout légèrement humecté. — Donner de l'eau goudronnée. — Conduire la volaille dans des prairies ou des vergers, ou mieux encore, faire émigrer celle qui n'est point malade. — Enterrer la volaille morte.

CHORÉE — Danse de St-Guy

Maladie nerveuse, consistant dans des contractions irrégulières ou involontaires d'une ou de plusieurs parties du corps.

— La chorée ne s'observe guère que chez le chien où elle est le plus souvent la suite de la maladie, dite *des chiens*.

— Elle est caractérisée par des mouvements saccadés, convulsifs, des membres, de la tête et quelques fois de tout le corps. — Ordinairement la maladie est continue et les secousses se montrent à intervalles réguliers, que l'animal soit levé ou couché, en éveil ou endormi. — Rarement les contractions sont intermittentes.

— Le malade conserve longtemps les signes extérieurs d'une bonne santé ; — plus tard, il devient débile, anhémiqne et paralysé.

— La chorée est difficile à guérir et dure ordinairement longtemps.

TRAITEMENT. — Les moyens qui obtiennent le plus de succès sont : une bonne nourriture, de l'exercice, les bains d'eau froide donnés par immersion et par surprise (par saisissement) en ayant soin, après chaque bain, de bien essuyer et d'envelopper les animaux d'une étoffe de laine. — Les frictions de liniment anti-rhumatismal sur les parties où l'on observe les mouvements convulsifs, produisent d'excellents effets. — Il en est de même des purgatifs (huile de ricin) donnés tous les 20 jours.

CLAVELÉE — Petite Vérole — Variole
Claveau — Picotte — Rougeole

Petite vérole du mouton, consistant, comme celle de l'homme, en une éruption boutonneuse de la peau.

— Contagieuse et épidémique au plus haut degré, la clavelée est particulière à l'espèce ovine et n'affecte qu'une seule fois le même individu.

— Elle était autrefois plus fréquente qu'aujourd'hui et faisait de nombreuses victimes. (En 1819, la France seule perdit plus d'un million de bêtes à laine.

— La contagion communique la maladie par le virus fixe des boutons et par l'air.

— Elle frappe indistinctement toutes les bêtes du troupeau, mais à trois reprises différentes (bouffées ou lunées) séparées les unes des autres de 20 à 30 jours.

— Les animaux exposés à la clavelée ne la prennent pas immédiatement ; elle couve pendant 6 ou 7 jours, selon la saison, puis elle se déclare à la peau sous forme de points rouges desquels s'élèvent bientôt des petits boutons circonscrits, qu'on appelle *pustules* claveleuses. — Ces pustules s'arrondissent, — dans leur intérieur se produit une humeur rougeâtre, puis liquide et limpide qui bientôt, devient plus épaisse et perd sa limpidité : c'est le virus de la clavelée appelé *claveau* ; — ensuite le sommet de la pustule ou bouton blanchit, l'humeur s'épaissit, la pustule se crève et se recouvre de croûtes qui sèchent et finissent par tomber en écailles ou pellicules ressemblant à du son ; — sous elles ne reste plus qu'une légère cicatrice.

— Les pustules ou boutons se montrent de préférence au pourtour du nez, au plat des cuisses, partout où la peau est fine et peu chargée de laine.

— Une température froide trouble souvent la marche régulière de la maladie, la fait rentrer à l'intérieur du corps (métastase) et produit la mort.

— La clavelée est un vice rédhibitoire : un seul animal qui en est atteint entraîne la nullité de la vente de tout le troupeau, si toutefois le troupeau porte la marque du vendeur. — Le temps accordé par la loi (du 20 mai 1838) pour intenter l'action en résiliation de vente, est de 9 jours.

— Le propriétaire d'un troupeau atteint de clavelée doit en faire la déclaration à l'autorité afin de la mettre à même de prendre des mesures pour empêcher que le mal se propage. — Toute négligence à cet égard est sévèrement punie.

— On fera bien de se défaire sans retard des moutons malades ou maigres, n'ayant pas contracté la clavelée. — Le restant du troupeau doit être vacciné pour le garantir de la contagion, et obtenir ainsi une clavelée bénigne, de moins longue durée et pas ou presque pas mortelle.

— Les bergeries devront être propres, aérées sans être froides. — Donner de bons aliments. — Eviter les refroidissements, la pluie, et se soumettre à toutes les mesures sanitaires ordonnées par l'autorité.

CLOU DE RUE

On appelle ainsi des blessures du dessous du pied, occasionnées par des corps pointus qui traversent la sole ou la fourchette et attaquent plus ou moins les parties vives.

— Les clous, les morceaux de verre, d'os ou de bois pointus qui se trouvent répandus dans les rues des villes, sur les chantiers de construction etc, occasionnent cette offense du sabot.

— Le clou de rue est plus ou moins grave suivant qu'il est simple et superficiel, ou bien compliqué, profond et pénétrant. — Dans tous les cas, il produit une boîterie plus ou moins forte suivant le degré du mal.—Souvent on trouve le clou implanté dans le pied; — d'autres fois, il s'y est brisé ou bien n'y a laissé qu'une trace marquée par un point noir sur la corne.

— Si le mal est récent, et peu profond, on ne trouve à la surface de la plaie qu'un peu de sang liquide ou coagulé; — plus tard, il peut se former du pus.

— Lorsque le mal est profond, la boîterie est considérable, le pied atteint est chaud et n'appuie que sur la pince.

TRAITEMENT. — Retirer le corps cause du mal. — Déferrer le pied et amincir le plus possible la corne autour de la blessure. — Donner de fréquents bains d'eau froide, ou bien appliquer des cataplasmes froids de farine de lin, saupoudrés de poudre astringente, ou bien encore, un mélange de *bouse* de vache et de sel, — Si ces moyens sont insuffisants, si surtout la plaie est profonde et située à la pointe de la fourchette, il faut mettre à découvert le mal en enlevant sur une assez grande surface, la corne qui le cache, puis on excise les parties vives qui ont été meurtries, et on panse avec la *poudre astringente,* ou bien avec le *résolutif anti-rhumatismal.* — On comprime ensuite avec une étoupade et on referre avec un fer à plaque.

— Les pansements ne doivent être renouvelés que tous les sept ou huit jours.

COLIQUES — TRANCHÉES — ENTÉRALGIE

Douleurs intestinales manifestées par des mouvements plus ou moins désordonnés.

— Les coliques sont généralement produites par diverses maladies, le plus souvent dues à un état de faiblesse (atonie) de l'intestin. — Certaines maladies du

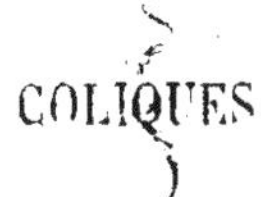

foie, de la matrice, de la vessie, donnent lieu à des coliques appelées *fausses coliques.*

— Nous ne nous occuperons ici que des coliques proprement dites.

— Le cheval est de tous les animaux celui chez lequel les coliques sont le plus fréquentes et le plus dangereuses. — Rares chez le bœuf et le mouton, elles sont ordinairement chez eux le symptôme d'une maladie grave.

— Ce sont les indigestions qui produisent le plus souvent les coliques chez le cheval.

— Les coliques ont des symptômes communs qui sont : vives douleurs manifestées par une agitation violente ; — l'animal frappe ou gratte le sol avec les pieds de devant, se couche et se relève brusquement. — Il se roule sur la litière, puis se campe, sort la verge pour uriner et urine peu ou pas du tout. — Le plus souvent, il y a constipation. — Le corps et les oreilles sont froids. — Le dos est raide. — L'œil est rouge.

— Suivant les causes qui produisent les coliques, on les a divisées en :

Coliques d'*indigestion* ; — coliques *inflammatoires*, — coliques *venteuses*, — coliques *stercorales*, — coliques *nerveuses.*

— *Coliques d'indigestion.* — Les aliments indigestes ou pris en trop grande quantité ; — les boissons froides, occasionnent ces coliques qui, dans ce cas, ne sont que le symptôme de l'indigestion (Voyez *Indigestion*).

— *Coliques inflammatoires.* — *Coliques rouges.* — *Coliques sanguines.* — Ces coliques, ordinairement très violentes, sont le symptôme de l'inflammation de l'intestin (Voyez *Entérite*).

— *Coliques venteuses.* — (Voyez *Météorisation*).

— *Coliques stercorales.* — Elles sont produites par des matières mal digérées qui, en se tassant, forment des pelotes qui obstruent l'intestin.

— Les chevaux vieux qui mangent avec avidité et broient mal les aliments, y sont sujets.

TRAITEMENT. — Notre résolutif *anti-rhumatismal* est le meilleur médicament à donner dans ce cas. On l'administre à la dose de deux cuillerées à soupe dans 150 grammes d'huile.— On répète cette dose toutes les heures, jusqu'à cessation des coliques. — Lavements tièdes avec une poignée de sulfate de soude. — Couvertures. — Pas de promenade : le repos est plus avantageux.

— *Coliques nerveuses* ou *spasmodiques.* — S'observent fréquemment chez les chevaux nerveux et irritables, après un arrêt de transpiration ou après avoir bu trop d'eau froide.

— Dans ces coliques, généralement peu graves, le ventre ne se gonfle pas, — les douleurs sont intermittentes, — le pouls est petit et inégal.

TRAITEMENT. — Comme dans les coliques *stercorales*, notre liniment *anti-rhumatismal* fait merveille — et doit être administré de la même manière.

CONGESTION — Apoplexie — Coup de sang
Hypérhémie

Accumulation de sang dans une partie du corps.

— Le poumon, le cerveau, la moëlle épinière et l'intestin, sont le plus souvent, atteints de congestion.

Congestion pulmonaire. — (Voyez *Pneumonie)*.

Congestion cérébrale. — (Voyez *Vertige*).

Congestion de la moelle. — (Voyez *Paraplégie)*.

Congestion intestinale. — (Voyez *Entérite*).

CONJONCTIVITE — Ophtalmie externe
Blépharite

C'est l'inflammation de la muqueuse qui tapisse le dedans des paupières et la partie apparente de l'œil.

— Les corps étrangers, les coups de fouet, les blessures, certaines maladies de l'intestin, produisent la conjonctivite.

— Dans cette maladie, les paupières sont gonflées, rouges ; — l'œil est fermé et larmoyant ; — bientôt la suppuration se montre à la surface des paupières.

TRAITEMENT. — Enlever les corps étrangers en renversant les paupières. — Empêcher l'animal de se frotter et la poussière des fourrages de pénétrer dans l'œil. — Appliquer des compresses imbibées d'eau froide ou mieux, de décoction froide de *poudre astringente.* — La saignée à la veine de l'œil (angulaire) est souvent utile.

CONSTIPATION

Difficulté dans l'expulsion des excréments.

— La constipation est produite par les fourrages secs ; — par l'enveloppe des grains de blé (balles) ; par le changement brusque de nourriture (du vert au sec) ; — le passage subit au repos, après avoir longtemps fatigué. — Elle est souvent le symptôme d'une autre maladie.

— Les animaux constipés rendent des excréments secs et en petite quantité. — Ils font souvent des efforts inutiles ou ne rendent qu'un peu de glaire verdâtre, répandant une odeur fétide. — Le ventre est dur et douloureux. — On sent quelques fois, en le comprimant avec les mains, une masse dure, mobile, formée par les excréments.

TRAITEMENT. — Lavements tièdes d'eau de savon et d'huile. — Donner au chien de 20 à 60 grammes d'huile de ricin, des boissons miellées, de la viande crue, des lavements d'eau de mauve, et, au besoin, des lavements purgatifs. — Chez les autres animaux, mêmes lavements, — barbottages au sulfate de soude (150 grammes par jour pendant plusieurs jours), — fourrage vert, — promenade ou travail léger.

CONTUSION — Coup — Coup de pied Meurtrissure

La contusion est une blessure accompagnée de déchirure ou d'écrasement de la peau et des parties qu'elle recouvre.

— Les animaux, par la nature de leurs travaux, y sont très exposés.

— La pression considérable des harnais, de la selle; les chûtes, les coups de pied, de pierre, de bâton; les violences extérieures, en sont les causes les plus ordinaires.

— Quand la contusion est légère, elle n'affecte que les tissus superficiels; la peau devient douloureuse et conserve pendant quelques temps de la sensibilité. — Lorsque la contusion est plus forte, la partie s'infiltre et s'enflamme au point de produire des grosseurs molles, froides et insensibles, qui se montrent tout d'un coup et qui, négligées, forment des abcès.

— Les fortes contusions peuvent déchirer les muscles, les vaisseaux, féler et même fracturer les os et produire une désorganisation des tissus , quelques fois suivie de gangrène.

TRAITEMENT. — Lorsque la contusion est légère et peu étendue, elle disparait à l'aide de deux ou trois frictions de *liniment anti-rhumatismal* et du repos de la partie malade. — Mais si la contusion est plus forte, si le moyen précédent a échoué , il faut modérer l'irritation par les bains ou les irrigations continues d'eau froide , — ou bien par l'application de charges d'argile, de vinaigre et de poudre *astringente* souvent renouvelés. — Si la contusion était encore plus grave *(coups de pied)*, il faudrait, pour éviter la carie des os , la formation de fistules ou d'abcès , faire deux ou trois frictions de *révulsif universel* , distancées les unes des autres de 10 heures. — S'il y a tendance à la formation de dépôts, ces frictions les font promptement mûrir. — En général , il faut se garder d'ouvrir *(inciser* ou *ponctionner)* les grosseurs produites par des contusions.

COR

C'est la mortification de la peau sur un point limité.

— Le cor se produit dans les endroits où le harnais mal rembourré appuie trop fortement. — Chez le bœuf, l'appui trop longtemps continué du joug, le fait naître à la partie supérieure du cou.

— La partie de la peau mortifiée est dépourvue de poil et ressemble à du cuir tanné. — Elle a une couleur noire ou violacée ; — autour se creuse un sillon qui sépare le cor de la chair vive. — Le cor est parfois profond et comme porté sur une tige ; alors existe à son pourtour un engorgement douloureux.

TRAITEMENT. — Soins de propreté. — Aider le détachement du cor, afin d'obtenir une plaie simple. Pour cela ; il suffit de l'arroser légèrement de liniment *résolutif anti-rhumatismal* et de la saupoudrer ensuite de poudre *tonique anti-putride.*

— Il ne faut par arracher les cors avec violence. — Modifier le harnais, cause du mal.

— La plaie qui résulte de la chûte du cor, doit être pansée avec la poudre *dessicative* et recouverte d'étoupe coupée fin.

CORNAGE — SIFFLAGE — HALLEY

On appelle ainsi le bruit que certains animaux font entendre en respirant et qui est semblable à celui qui se produit en soufflant dans une corne.

— Le cornage indique le plus souvent un obstacle au passage de l'air dans les voies respiratoires;— d'autres fois, il est produit par certaines maladies.

— Les chevaux à tête busquée, y sont sujets.

— Le cornage est aigü ou chronique suivant qu'il accompagne une maladie récente ou ancienne. — Il n'est pas toujours continu. — Il se montre surtout pendant l'exercice, les courses rapides, les efforts de tirage.

— Pendant qu'on entend le cornage, les flancs de l'animal sont agités ; la respiration est très pénible. — L'animal est menacé d'asphyxie.

TRAITEMENT. — Le cornage aigü étant le symptôme d'une maladie, disparait avec elle. — Le cornage *chronique* est incurable. — La loi du 20 mai 1838 l'a placé au nombre des vices rédhibitoires.

CORYZA — Rhinite — Catarrhe nasal Rhume de cerveau — Enchifrènement

On appelle ainsi l'inflammation de la membrane qui tapisse l'intérieur du nez.

— Le coryza s'observe chez tous les animaux et se complique souvent d'angine.

— L'air froid et humide, — les poussières irritantes des routes (surtout chez le mouton), — les arrêts de transpiration, — les gaz dégagés par les fumiers, le produisent.

— On distingue deux sortes de coryza : le *coryza gangreneux*, maladie grave et spéciale du bœuf, que nous décrivons sous le nom de *mal de tête de contagion* (Voyez ces mots), et le *coryza simple.*

— *Coryza simple.* — Les symptômes et le traitement du coryza simple sont les mêmes que ceux de l'*angine.* (Voyez ce mot).

COURBE

Grosseur osseuse qui se trouve en dedans et au bas du jarret. — Les coups, les violents efforts de tirage, produisent la courbe. — La courbe est ordinairement insensible, dure et plus ou moins volumineuse. — Elle fait généralement boîter.

TRAITEMENT. — Si la courbe est récente, deux ou trois frictions de *révulsif universel* suffisent pour la dissiper; si, au contraire, elle est ancienne, le feu en pointe la fait disparaître ou arrête son accroissement.

CRAPAUD — Carcinome — Canker

Ulcère rongeant, d'un aspect hideux, qui apparait sur la fourchette et s'étend sous la sole et les talons en décollant la corne.

— Le crapaud est propre au cheval et au mulet. Il attaque plus souvent les pieds de derrière que ceux de devant.

— Les chevaux qui ont la peau épaisse, les poils abondants et grossiers; les pieds plats, larges, à fourchette volumineuse; ceux qui sont mous, qui ont les chairs empâtées, y sont plus sujets.

— Le crapaud débute lentement par un ramollissement de la fourchette qui s'étend aux talons et à la sole et finit par envahir le sabot tout entier au point de mettre l'animal hors de service.

— Les décollements de corne mettent à nu des chairs blanchâtres, irrégulières, d'un aspect repoussant (fics). — Ces chairs suppurent et exhalent une odeur infecte.

TRAITEMENT. — Mettre le mal à nu en enlevant les parties de corne décollées et amincir autour. — Exciser les chairs fongueuses ou *fics*, afin de donner aux parties malades leur volume et leur forme naturelles. — Panser ensuite avec la poudre *astringente*, *tonique*, *antiputride*, en ayant soin de comprimer fortement et régulièrement avec une étoupade maintenue par un fer avec plaque en coulisse, ou mieux encore, par des demi-plaques retenues par une traverse (éclisses). — Ce système de plaques est facile à enlever et à remettre, et permet de renouveler le pansement tous les jours, sans toucher au fer.

— Au deuxième pansement et suivants, il faut de nouveau saupoudrer la plaie avec la poudre *astringente* et l'arroser de liniment *antipsorique*, puis comprimer fortement et régulièrement avec l'étoupade maintenue par les éclisses.

— Au troisième pansement (3me jour), on trouve les tissus recouverts d'une légère couche de corne blanche, qu'il faut chercher à détacher dans les endroits où elle ne tient pas.

Chaque jour on recommence le même pansement à la poudre *astringente* et *antiputride* et au *liniment antipsorique*.

— Si par ces pansements compressifs, les *fics* se reproduisaient, il faudrait, pour les réprimer, faire deux ou trois pansements avec *l'onguent détersif*, puis revenir aux pansements à la poudre *antiputride* et au liniment *antipsorique*.

— Ce traitement est toujours couronné de succès, si les pansements sont faits régulièrement et tous les jours.

— Pour venir en aide à ces moyens, il est utile de donner une bonne nourriture : fourrages de prairies artificielles et grains ; — sel de nitre dans les boissons ; — écurie propre, bien aérée ; — faire travailler au pas.

CRAPAUDINE — Mal d'Ane

Inflammation chronique du bourrelet ou organe formateur du sabot.

— La crapaudine est aussi appelée *mal d'âne* parce qu'elle est plus fréquente chez l'âne que chez le cheval et le mulet.

— Les causes qui la produisent sont inconnues.

— On reconnait la crapaudine à la déformation de la corne et aux crevasses transversales, profondes et rapprochées, qui la sillonnent; ce qui donne au sabot l'aspect d'une écorce rugueuse de vieil arbre.

— Ces crevasses se creusent quelques fois jusqu'au vif et produisent alors une humeur âcre, comparable à celle du crapaud. — Cette maladie a une marche très lente et va toujours en s'aggravant.

TRAITEMENT. — Ramollir la corne par un cataplasme de mauve, puis amincir, avec un instrument tranchant, la corne fendillée qui recouvre le bourrelet et panser avec le liniment *antipsorique*.

— On recouvre ensuite le bourrelet d'une légère étoupade maintenue par deux ou trois tours de bande qu'on humecte chaque jour de *liniment antipsorique*.

— Si ces moyens ne guérissent pas toujours, ils arrêtent les progrès du mal et permettent de faire travailler les animaux.

CREVASSES — MALANDRES — SOLANDRES

On appelle ainsi des fissures ou entamures de la peau du pli du paturon, qui s'étendent parfois en arrière du bourrelet et au-dessus du canon.

Les *malandres* et les *solandres* ne diffèrent des crevasses que par leur siége, qui est aux plis du genoux et du jarret.

— Fréquentes chez le cheval, on les observe aussi chez le bœuf.

— Les crevasses sont communes en hiver.

— Les fumiers; les boues âcres; la malpropreté des membres, les produisent. — Souvent elles se déclarent à la suite de l'opération des crins. — Les chevaux mous et chargés de poils grossiers, y sont plus exposés.

— Les crevasses débutent par la douleur, la chaleur et la rougeur du pli du paturon. — Bientôt apparaît un suintement de pus séreux et grisâtre ; — le boulet s'engorge ; — l'animal boîte ; puis la peau se fendille et forme des plaies suppurantes à bords épais, qui font beaucoup souffrir les animaux. — Quelques fois, au fond des plaies, se forment de petits bourbillons.

TRAITEMENT. — Couper les poils de la plaie ; — appliquer des cataplasmes de mauve, de farine de lin ou de miel et du son mêlés ; — bains tièdes d'eau de son ou de mauve. — Si la crevasse est légère, enduire la plaie de liniment *anti-rhumatismal* et recouvrir d'une étoupade. — Lorsque la plaie est devenue belle, panser avec l'eau-de-vie étendue d'eau. — Repos. — Réduire les rations de foin et d'avoine. — Barbottages nitrés ou au sulfate de soude. — Le traitement des malandres est le même, toutefois, si elles se montraient rebelles, on emploierait le *liniment antipsorique* en frictions légères.

CYSTITE — Catarrhe de la Vessie Génestade

Inflammation de la vessie.

— La cystite est plus fréquente sur les mâles que sur les femelles.

— Elle est produite par une nourriture trop échauffante ; — par le séjour trop prolongé de l'urine dans la vessie ; — par les coups , — les chûtes , — les violents efforts de tirage.

— On la reconnaît à des coliques sourdes ; — au besoin fréquent d'uriner ; — l'écoulement des urines se fait difficilement, goutte à goutte ; — elles sont troubles , quelques fois rougeâtres.

— Dans le midi de la France la cystite du *mouton* est appelée *génestade* parce qu'on l'attribue à l'usage des pousses du genêt.

— La *génestade* est redoutable et fait périr beaucoup d'animaux.

TRAITEMENT. — Tisane froide de graines de lin et de figues nitrée ; donnée souvent et à petite dose. — Eau de goudron. — Sachet chaud de son ou de mauve , sur les reins. — Lavements de mucilage de lin. — Petite saignée. — Diète.

DANSE DE St-GUY (Voyez Chorée)

DARTRES

Maladie de la peau qu'on ne peut bien définir, dont le caractère et le traitement sont ceux de la gâle. — (Voyez *Gâle*).

DÉGOUT (Voyez Anorexie)

DENTS (Maladie des)

Le régime alimentaire des animaux est si simple, que les maladies des dents sont rares et peu nombreuses. — Nous en distinguerons deux espèces : Les *irrégularités des dents* et la *carie*.

— Irrégularité *des dents*. — Les animaux affectés de mauvaise denture ont les dents usées en biseau, soit en dedans, soit en dehors ; souvent aussi des pointes de dent *(sur-dent)* blessent la langue ou la joue.

— Dans ces deux cas, la trituration du fourrage est difficile et n'arrive pas au degré voulu pour permettre à l'animal de l'avaler ; — il rejette alors l'aliment dans la mangeoire, sous forme de bouchon.

— Si on ne remédie pas promptement à cet état de chose, les animaux maigrissent à vue d'œil.

TRAITEMENT. — Si les aspérités des dents ne sont pas trop prononcées, la râpe en a facilement raison. — Dans le cas contraire, Il faut les faire sauter avec un long ciseau à froid et faire, ensuite, marcher la lime ou la râpe, tous les jours, pendant quelques minutes.

— Carie *des dents*. — La dent cariée est noirâtre, répand une odeur infecte et occasionne une douleur assez vive pour gêner la mastication.

TRAITEMENT. — Cautériser la partie cariée avec le fer rouge ou bien, extraire la dent.

DIARRHÉE — Dévoiement — Foire, Cours de Ventre

Evacuations abondantes par l'anus de matières glaireuses ou purulentes qui ne sont, le plus souvent, qu'un symptôme de l'entérite.

— On l'observe fréquemment chez les jeunes animaux à la mammelle et élevés à l'étable.

— Une mauvaise nourriture, un lait altéré, le froid, des aliments trop nourrissants, l'occasionnent.

— L'animal atteint de diarrhée rejette par l'anus des matières filantes, jaunes ou grisâtres, quelques fois fétides. — Soif ardente ; perte d'appétit.

TRAITEMENT. — Aliments en petite quantité et de facile digestion. — Couverture. — Tisane de riz toutes les trois heures, à laquelle on ajonte, chaque fois, une cueillerée à soupe de *poudre astringente*. — Lavements d'amidon.

DURILLON

Corps dur arrondi, attaché sous la peau, produit par le frottement trop rude des harnais.

— Le durillon est ordinairement insensible et roulant sous la peau.

TRAITEMENT. — Inciser la peau pour extraire le durillon et panser la plaie avec la *poudre astringente* et le *liniment anti-rhumatismal*.

DYSSENTERIE

Diarrhée sanguinolente qui n'est qu'une variété de l'*entérite*.

— La dyssenterie est dûe aux mauvais aliments et aux mauvaises boissons. — Quelques fois elle est épidémique.

TRAITEMENT. — Le même que pour la diarrhée. (Voyez *Diarrhée*).

EAUX AUX JAMBES -- Grappe -- Grease

Suintement d'humeur fétide sur la peau des parties inférieures des membres.

— Le cheval y est plus exposé que l'âne et le mulet. — Les eaux aux jambes sont plus communes l'hiver que l'été. — On les a considérées comme la source de la vaccine.

— Les écuries humides, les boues âcres, les vapeurs irritantes, l'occasionnent. — Les chevaux mous, lymphatiques, à membres chargés de poils grossiers, y sont plus prédisposés.

Les premiers symptômes de ce mal, sont : engorment et raideur des membres; — poil hérissé, puis suintement liquide et limpide ; — douleur extrême. — Plus tard, le suintement devient épais et fétide, — les poils hérissés tombent par plaque ; — la peau est parsemée d'ulcères ; — à sa surface se montrent des excroissances irrégulières *(grappes, poireaux)* ; — la corne du sabot se ramollit et se détache ; — la douleur est alors excessive.

TRAITEMENT. — Les eaux aux jambes sont longues et difficiles à guérir. — Couper le poil et nettoyer la peau en la lotionnant trois ou quatre fois par jour avec une *décoction* de *poudre astringente antiputride*. — Après deux ou trois jours de ces lotions, appliquer l'*onguent détersif* et en continuer l'emploi jusqu'à complète guérison. — Sel de nitre dans les boissons. — Séton au poitrail, — Bonne nourriture. — Travail au pas.

EBULLITION — Echauboulure

Congestion de la peau qui se couvre de boutons arrondis.

— C'est surtout au printemps et sur les jeunes chevaux qu'elle se montre. — Les fourrages artificiels récemment récoltés ; — une trop forte nourriture ; — les chaleurs, en sont les causes.

— L'échauboulure est générale ou partielle. — Ses symptômes sont : apparition subite de boutons écartés les uns des autres, ne produisant ni douleur ni démangeaison et disparaissant rapidement. — Quand les boutons persistent, ils finissent par se crever et laissent suinter un liquide séreux qui forme une croûte.

TRAITEMENT. — Petite saignée ; — régime rafraîchissant ; — sulfate de soude dans les boissons, 200 gr. par jour ; — lotions sur les boutons avec une décoction froide de *poudre astringente*.

ECART – Effort de l'épaule – Entrouverture Faux-Ecart

On appelle ainsi une boîterie dont le siége est à l'épaule. — On lui a donné le nom d'écart parce qu'on a supposé qu'elle était due à un violent effort par lequel le membre a été écarté de la poitrine. — Les faux pas, les glissades; les coups, sont les causes de l'écart.

— Lorsque l'écart est récent, la douleur et la boîterie sont considérables et plus prononcées à la descente qu'à la montée. — Pendant la marche, le membre malade est jeté en dehors. — La pression des doigts sur les muscles de l'épaule cause de la souffrance. — Après un exercice léger, la boîterie diminue pour devenir plus forte après le repos. Dans l'écart ancien, la douleur est moins apparente, le pied du membre malade appuie mieux sur le sol. — C'est à une boîterie chronique de l'épaule qu'il faut attribuer la *boîterie intermittente*.

TRAITEMENT· — Si l'écart est récent, une friction de *révulsif universel* suffit pour le dissiper. — S'il est chronique, agir plus énergiquement, en appliquant un séton sur l'épaule ; on fait ensuite trois frictions de *révulsif universel* (une par jour) sur la pointe de l'épaule. — Si après 15 jours de ce traitement, le mal n'a pas entièrement disparu, une nouvelle friction *révulsive* devient nécessaire. — Laver souvent le séton.

EFFORT

L'effort est une distention violente des muscles, des tendons et surtout des ligaments qui unissent les os entr'eux.

Les violents mouvements, les chûtes, les ruades, les glissades, etc., l'occasionnent.

— On distingue plusieurs sortes d'efforts :

— L'Effort de l'épaule. — (Voyez *Ecart).*

— L'Effort du boulet. — (Voyez *Entorse).*

— L'Effort des reins. — Voyez *Lombago).*

— L'Effort de la hanche. — (Voyez *Entorse de la cuisse).*

— L'Effort du tendon. — (Voyez *Nerf-ferrure*).

EMPHYSEME (Voyez Pousse)

ENCASTELURE

Resserrement des quartiers et des talons du sabot.

— Les chevaux de selle de races arabe, espagnole et limousine, y sont plus sujets. — L'encastelure ne s'observe guère que sur les pieds de devant. — Elle produit souvent la boîterie. — Elle est dite *naturelle* lorsqu'elle dépend de la construction même du sabot; — *accidentelle*, quand elle est produite par une mauvaise ferrure.

TRAITEMENT. — Pour faciliter l'écartement des talons, laisser le pied libre en supprimant la ferrure et mettre les animaux au paturage, ou bien appliquer le fer à lunette de Lafosse, qui laisse aux talons une complète liberté de mouvement. — Le fer à planche incurvée en contre-haut et permettant aux talons de se mouvoir comme sur une voûte, facilite considérablement leur écartement et nous a toujours bien réussi. — Parer le pied en amincissant les arcs-boutants ; — appliquer des cataplasmes de mauve pendant quelques jours et faire travailler au pas.

ENCHEVÊTRURE — Prise de longe

Blessure faite par la longe, dans les plis du paturon.

— Elle est plus commune aux paturons des membres de derrière et se produit quand les animaux cherchent à se frotter la tête ou la crinière, avec leur pied.

— Ordinairement l'enchevêtrure est une simple excoriation de la peau. — D'autres fois, il y a une plaie profonde qui fait boîter.

TRAITEMENT. — Repos absolu ; — compresses de décoction froide de poudre *astringente* ou bien, cataplasmes de miel et de son mêlés. — Si la plaie est profonde et d'un mauvais aspect, appliquez l'*onguent détersif*.

ENCHIFRENEMENT (Voyez CORYZA)

ENCLOUURE — PIQURE

Blessure faite au pied du cheval ou du bœuf par un clou de la ferrure.

— Cet accident se produit lorsque le maréchal *broche* les clous trop à *gras*, ou lorsqu'une vieille *souche* fait dévier le clou.

— Les chairs blessées s'enflamment, l'animal boîte, mais le plus souvent, il cesse de boîter quand on a retiré le clou. — Quelques fois il y a formation de pus qui décolle la corne de la sole et de la paroi et pénètre jusqu'à la couronne ; on dit alors que la *matière a soufflé* au poil.

TRAITEMENT. — Déferrer et parer le pied ; — retirer le clou si on ne l'a déjà fait ; — amincir autour de la blessure et y verser quelques gouttes de liniment *anti-rhumatismal.* — S'il y a boîterie, donner des bains soutenus, d'eau froide. — Si le pus est formé, lui donner issue en enlevant les parties de corne décollées, amincir autour et panser avec le *liniment anti-rhumatismal* ou l'*onguent détersif.*

ENTÉRITE

Inflammation de l'intestin. — Elle est produite par les coups sur le ventre, les aliments de mauvaise qualité, les plantes vénéneuses, l'action du froid, etc.

— On distingue dans l'inflammation de l'intestin :

1° L'Entérite aigue ou *Entéro-colite.*

— Les signes qui la font reconnaître se montrent brusquement : Ventre gonflé et tendu ; — coliques ; — excréments rares, fétides et enduits de matière visqueuse ; — pouls petit. — Si le mal s'aggrave, l'entérite devient alors sur-aigüe. — Dans ce cas, les coliques sont extrêmement violentes et appelées pour cela *coliques sanguines, coliques rouges.*

TRAITEMENT. — Quand l'entérite aigüe est légère : demi-diète ; — boissons blanches avec 100 grammes de *sulfate de soude* ; — tenir chaudement et au repos pendant quelques jours. — Si elle est grave (*coliques rouges*), saignées et friction de *révulsif universel* sous le ventre. — S'il n'y a pas de mieux au bout de six heures, répéter la friction *révulsive.* — Tisane de mauve, de lin et de figues, un litre toutes les heures, auquel on ajoute une cuillerée à café de *poudre astringente*, chaque fois. — S'il y a constipation, ajoutez à la tisane, le *sulfate de soude.* — Promenade au pas.

2° Entérite chronique.

— Elle est le plus souvent la suite de la précédente. — Ses symptômes sont moins accentués : Ventre tendu ; flancs rétractés ; — excréments coiffés et mêlés à du sang. — Il y a quelques fois diarrhée qui fait promptement maigrir les malades.

TRAITEMENT. — Excellente nourriture, mais en petite quantité. — Fourrage salé. — Donner dans la journée, en deux fois, un litre de vin auquel on ajoute deux cuillerées à soupe de *poudre astringente.* — Promenade par le beau temps. — Bonne étrille.

3° L'Entérite diarrhéique et Dyssentérique ou Flux intestinal.

— Commune chez les jeunes poulains et chez les jeunes chiens, elle est quelques fois épidémique chez le bœuf. — Les indigestions répétées, les aliments avariés, les plantes âcres et, chez les poulains, le lait des mères en chaleur, produisent cette forme de l'entérite.

— L'animal atteint éprouve, en rendant les excréments, de violentes coliques. — Les matières évacuées sont très liquides, verdâtres et fétides. — Chez les poulains, les excréments sont d'un blanc grisâtre et ressemblent à de la bouillie. — Chez les bêtes à cornes, la rumination cesse, la maigreur se produit rapidement. — Chez le chien, la diarrhée est mêlée de sang.

— L'entérite *dyssentérique* ne diffère de la précédente que par des symptômes plus intenses.

TRAITEMENT. — Eau miellée, ou mieux, tisane de figues avec addition de *poudre astringente.* — Donner des aliments farineux demi-liquides. — Aux poulains, lait coupé d'eau de riz. — Aux chiens, tisane de riz et lavements d'amidon.

4° L'Entérite couenneuse.

— Assez fréquente chez le bœuf, elle se montre au printemps, de préférence sur les animaux gras et diffère de l'entérique diarrhéique, en ce que les excréments sont glaireux et mêlés à des débris de fausses membranes grisâtres.

TRAITEMENT. — Au début, saignée ; — frictions de *révulsif universel* sous le ventre; — sulfate de soude dans la tisane de figues ou de mauve miellée ; — barbottages farineux ; — thé de foin ; — racines cuites ; — bonne couverture.

ENTORSE — Effort

L'entorse est un tiraillement violent des muscles et des ligaments d'une jointure, qui peut être porté jusqu'à la déchirure.

— Nous parlerons ici de l'*entorse* du *boulet* et de celle de la *cuisse* seulement, traitant de l'entorse des reins, de l'épaule et du tendon, sous les noms de *Lombago*, d'*Ecart* et de *Nerf-ferrure*. — (Voyez ces mots).

Entorse du boulet. — Effort du boulet.

— Fréquente chez le cheval. rare chez le bœuf, cette entorse est occasionnée par les chûtes, les faux pas, le choc du pied contre un corps dur, etc.

— Symptômes : Pendant le repos, le membre est porté en avant ; pendant la marche, le boulet produit une secousse très apparente, espèce de soubresaut en avant ; — le boulet est rarement chaud, douloureux et gonflé.

TRAITEMENT. — Au début, bains soutenus d'eau froide ou cataplasmes souvent renouvelés d'argile, de vinaigre et de *poudre astringente*. — Plus tard, frictions de *révulsif universel*. — Répéter ces frictions tous les six jours jusqu'à guérison. — Repos.

ENTORSE OU EFFORTS DE LA CUISSE.

Dans cette entorse, la boiterie est considérable. — Pendant la marche, le membre malade est jeté en dehors et exécute l'action de *faucher*. — La cuisse n'accuse aucune douleur à la pression des doigts. — Elle est quelques fois plus maigre. — La rupture ou déchirure des ligaments peut avoir lieu ; dans ce cas le mal est des plus graves.

TRAITEMENT. — Il est absolument le même que celui de l'écart de l'épaule. (Voyez ce mot).

ENTR'OUVERTURE (Voyez ECART)

EPARVIN

Grosseur de l'os (exostose) qui se forme en dedans et à la base du jarret. — On en reconnaît deux espèces : l'*éparvin sec* et l'*éparvin calleux*.

— EPARVIN SEC. — On n'en connaît pas la cause. — Il consiste dans une flexion convulsive d'un membre de derrière, qui diminue par l'exercice. — Ce mouvement fait dire que l'animal *harpe*.

— Dans cet éparvin le jarret ne présente aucune trace d'exostose.

EPARVIN CALLEUX OU DE BŒUF.— Dans cet Éparvin, l'exostose existe ; elle est plus ou moins volumineuse et fait le plus souvent boîter.— L'Eparvin est difficile à guérir.

TRAITEMENT. — Frictions de *révulsif universel* — Travail modéré au pas. Si ce moyen échoue, application du feu pénétrant.

EPILEPSIE. — MAL CADUC. — HAUT MAL, MAL SACRÉ

Maladie nerveuse périodique, caractérisée par la chute du corps suivie de convulsions.

Tous les animaux peuvent en être atteints. — Elle est produite par la frayeur, la colère, les contusions sur la tête, les maladies du cerveau. — Chez le chien, des vers intestinaux produisent souvent des accès *épileptiformes*

L'épilepsie se manifeste par des accès de courte durée ; — l'animal tombe le plus ordinairement — il tremble, se raidit ou se débat dans des convulsions ; il râle, sa bouche écume, ses membres se contractent ; les yeux pirouettent dans les orbites ; il respire bruyamment et péniblement.

— Il est des chevaux qui ne tombent pas ; ils prennent un point d'appui contre un mur ou sur les brancards de la voiture. — Le chien a tout le corps raidi et fait entendre des plaintes. — Chez le porc, l'accès commence par un tremblement général.

— L'accès disparu, l'animal se lève accablé et comme stupide; quelques instants après, le calme et la santé reparaissent.

— L'intervalle qui sépare les attaques varie.

— L'épilepsie est comprise parmi les vices *rédhibitoires* avec 30 jours de garantie, pour le cheval et le bœuf.

TRAITEMENT. — L'épilepsie est incurable. — Chez le chien, lorsqu'elle est due à la présence de vers intestinaux, 50 grammes d'*huile de ricin* rétablissent la santé, en expulsant les vers.

EPONGE

Grosseur qui se forme sur la pointe du coude, chez les animaux qui se couchent en vache.

Elle est causée par les contusions répétées de l'éponge ou extrémité du fer, ce qui, peut-être, lui a valu son nom.

— L'éponge est aigüe ou chronique. — *Aigüe*, la tumeur est molle et finit le plus souvent par former un dépôt. — *Chronique*, la grosseur est dure et semble formée de graisse ; — quelques fois sa surface présente un cor ou des plaies irrégulières.

TRAITEMENT. — Raccourcir les éponges du fer, surtout celle de dedans. — Envelopper le pied, pendant le séjour à l'écurie, d'un bandage épais ; — faire des frictions de liniment *anti-rhumatismal*, au début ; — plus tard, frictions de *révulsif universel*. — S'il s'est formé un dépôt dans l'éponge, l'ouvrir avec une pointe de feu.

ERYSIPÈLE

Inflammation aigüe de la peau, caractérisée par sa vive rougeur, sa dureté et son gonflement.

— L'érysipèle est produit par un soleil trop ardent, par des contusions, des piqûres d'animaux vénimeux, des arrêts de transpiration ; le sarrazin en fleurs, mangé par le mouton, occasionne souvent l'érysipèle.

— L'érysipèle atteint tous les animaux ; il est fréquent chez le mouton et le chien ; rare chez le bœuf. — Il affecte plusieurs formes : Il est *simple*, lorsqu'il est formé par des plaques d'un rouge foncé, produisant une vive démangeaison ; — *ambulant*, lorsqu'il change de place ; — *gangreneux*, lorsqu'il se termine par la gangrène.

L'érysipèle gangreneux, encore appelé *mal rouge*, *feu sacré*, *feu St-Antoine*, attaque principalement les bêtes à laine et le porc. — Il est contagieux. — Les causes qui le produisent, sont peu connues.

— *Symptômes* : Fièvre ; — teinte rouge violacée de la peau ; — grande démangeaison ; — puis, arrive un gonflement général du corps et la gangrène qui, souvent, produit la mort en quelques heures.

TRAITEMENT. — Dans l'érysipèle *simple*, la diète, une petite saignée, des boissons nitrées ou au sulfate de soude et quelques frictions de liniment *anti-rhumatismal*, le font promptement disparaître.

— L'érysipèle gangreneux doit être traité comme le *charbon*. (Voyez *Charbon*).

ETONNEMENT DU SABOT

Ebranlement du sabot produit par le heurt du pied contre un corps dur.

— *Symptômes* : Pied chaud, douloureux ; — boîterie.

TRAITEMENT. — Bains d'eau froide ou application d'argile, de vinaigre et de poudre astringente mêlés. — Frictions au boulet, de liniment *anti-rhumatismal*.

EVENTRATION

Plaie de l'abdomen avec hernie de l'intestin. — (Voyez *Hernie*).

EXOSTOSE

Grosseur osseuse à la surface des os.

— Les exostoses ont des noms différents suivant les parties qu'elles occupent. — Nous les décrivons sous les noms de *jarde*, *éparvin*, *courbe*, *forme*, *suros*, etc. (Voyez ces mots).

FARCIN — Engéioleucite

Maladie de même nature que la *morve*, se présentant sous des formes variées, telles que : boutons, cordes, engorgements et plaies ulcéreuses.

— On l'observe fréquemment chez le cheval, rarement sur l'âne et le mulet et plus rarement encore sur le bœuf.

— *Causes :* Elles sont mal déterminées. — Les écuries basses et humides, les fourrages de mauvaise qualité, les boissons insalubres, les arrêts de transpiration, y prédisposent les animaux.

— La contagion est la cause certaine de sa transmission.

— Placé sous la peau ou dans son épaisseur, le farcin se montre plus particulièrement à la tête, aux membres, à l'aine, au poitrail et suit ordinairement le trajet des grosses veines. Néanmoins, il se présente un peu partout, même à l'œil.

— Les *boutons* farcineux se montrent de préférence au plat des cuisses, sous le ventre et à la tête. — Ils n'apparaissent pas tous à la fois. — Ils sont arrondis, isolés, ou forment une sorte de chapelet. — Les uns se ramollissent et donnent issue à du pus. — Après leur ramollissement, se forment des plaies irrégulières, de mauvaise nature, à bord renversé, donnant un pus jaunâtre et fétide ; c'est l'*ulcère farcineux*. — Lorsque les boutons farcineux sont localisés, les animaux conservent l'apparence de la santé; mais lorsque le mal s'étend sur plusieurs points à la fois et devient général, la faiblesse et la maigreur accompagnées d'infiltrations séreuses se produisent. — quelques fois alors, la morve apparait.

— Les *tumeurs* ou cordes farcineuses sont dures, indolentes, de formes cylindriqnes et finissent par s'abcéder sur plusieurs points pour donner lieu à de nouveaux ulcères, — Le farcin est classé parmi les vices rédhibitoires. (Loi du 20 mai 1838).

TRAITEMENT. — Le farcin étant contagieux, il faut se hâter d'isoler l'animal qui en est atteint.

— Le farcin local est guérissable ; il ne l'est pas lorsqu'il est devenu général. — Dans ce cas, mieux vaut sacrifier l'animal.

— Au début, pour dissiper les tumeurs farcineuses, il faut employer les frictions de *révulsif universel*. — Lorsqu'on a à faire à des boutons abcédés ou ulcérés, il faut les cautériser profondément avec le fer rouge et panser ensuite les plaies avec la décoction de poudre *tonique anti-putride* et les saupoudrer de cette même poudre. — Pendant ce traitement, donner une bonne nourriture : fourrages artificiels ou de prairies hautes et les saler ; grains ; boissons rouillées ou ferrées ; écuries propres et bien aérées ; travail léger.

FICS — Verrues — Poireaux

Excroissances charnues, arrondies et étranglées à la base, de nature lardacée (squirrheuse).

— Les causes qui les produisent sont inconnues. — Les fics, comme les verrues se montrent sur tous les points de la surface du corps, mais le plus ordinairement aux paupières, vers l'anus, le fourreau. — L'âne et le mulet y sont plus sujets que le cheval.

— Tantôt réunis en masse plus ou moins considérable, tantôt isolés, les fics forment des grosseurs bosselées, dures, quelques fois molles et saignant au moindre attouchement. — Souvent il en suinte une humeur âcre et fétide.

TRAITEMENT. — Lorsque le fic a une base étroite, on le coupe avec des ciseaux et on saupoudre la plaie qui en résulte, avec de la poudre *astringente* ou bien on l'étrangle avec un fil ciré qu'on serre fortement. — Lorsque le fic a des racines profondes et la base large, il faut l'extirper en entier; on cautérise ensuite la plaie au fer rouge et on la saupoudre, les jours suivants, de poudre *astringente dessicative.*

— Même traitement pour les *verrues.*

FIÈVRE APHTEUSE — Cocotte
Stomatite Aphteuse

C'est une maladie épidémique (épizootique), contagieuse, caractérisée par des aphtes ou ulcères qui se forment dans la bouche et entre les ongles du bœuf, du mouton et du porc.

— La fièvre aphteuse se montre à toute saison et frappe indistinctement les animaux gras et les maigres.— Les causes qui la produisent sont inconnues; elle ne se développe et ne se propage que par la contagion.

— Elle débute par un peu de fièvre, de tristesse, des frissons, le manque d'appétit; le bout du nez et la bouche deviennent secs. — Au bout de trois jours, des boutons ou ampoules se forment dans la bouche, entre les onglons, quelques fois sur le mufle et aux mamelles. — L'animal bâve beaucoup, ne peut manger et marche difficilement; puis les ampoules se crèvent, il en résulte des plaies irrégulières (ulcères) qui suppurent; ces plaies ulcéreuses sont recouvertes d'une peau épaisse et blanchâtre; — entre les onglons, la corne se décolle.

TRAITEMENT. — Séparer les animaux sains des malades. — Donner de bons aliments et de facile digestion : thé de foin avec addition de farineux ; racines cuites ; — boissons tièdes et miellées auxquelles on ajoute, chaque jour, 150 grammes de sulfate de soude. Lotionner, 3 ou 4 fois dans la journée, les ulcères avec une décoction froide de poudre *astringente*, les saupoudrer ensuite avec la même poudre. — Pour les ampoules des pieds, appliquer l'onguent détersif tous les jours, pendant quelques jours. — Sur les mamelles, onctions d'huile d'olive tiède ; traire souvent et avec douceur ; — étables très-propres.

FISTULE

Ulcère ayant la forme d'un canal étroit plus ou moins profond, s'ouvrant à la surface de la peau ou d'une plaie.

— Les fistules sont produites par tout ce qui entretient la suppuration ou fait sortir de leurs conduits ou réservoirs, la salive, les larmes, les urines ; de là la distinction des fistules en fistule *salivaire, lacrymale*, *urinaire*, etc. — On les observe à la suite des abcès, des caries et des fractures des os.

— L'ouverture de la fistule est ordinairement épaisse et laisse s'écouler un pus plus ou moins liquide et rougeâtre, ou bien des larmes, de la salive en nature.

TRAITEMENT. — Lorsque la fistule intéresse des parties molles ou est placée près d'une jointure, les frictions de *révulsif universel* faites sur une assez large surface, produisent la guérison. — Si la fistule est entretenue par des corps étrangers, il faut les extraire ou cautériser le trajet fistuleux au fer rouge. Ce dernier moyen réussit surtout très bien dans les fistules des os ou des cartilages, entretenues par la carie ou nécrose. — Les injections de *révulsif universel* dans les fistules rebelles, sont très efficaces.

FLUXION DE POITRINE

Inflammation aigüe du poumon. (Voyez *Pneumonie*, *Pleurésie*).

FLUXION PÉRIODIQUE DES YEUX, FLUXION LUNATIQUE

Voyez *Ophtalmie périodique*.

FORMES — FORMELLES

Grosseur osseuse qui se développe sur l'os de la couronne.

— Plus fréquentes sur les pieds de devant que sur ceux de derrière, les formes se montrent ordinairement de chaque côté du pied, au-dessus du bourrelet. — Les animaux qui ont les sabots volumineux y sont plus exposés.

— Elles sont produites par des offenses extérieures et par l'état constitutionnel de certains animaux. — Une mauvaise ferrure contribue à leur développement. — Les formes consistent dans des grosseurs dures, non attachées à la peau qui les recouvre et qui, arrivées à un certain volume, occasionnent la boîterie, déforment le sabot et le rendent plus petit.

TRAITEMENT. — Les formes commençantes sont traitées avec succès par les frictions de *révulsif universel*, répétées tous les huit jours, en ayant la précaution de graisser au préalable, le bourrelet, pour le préserver des effets du révulsif. — Lorsque les formes sont anciennes, appliquer le feu pénétrant. — Dans tous les cas, mettre un fer à planche.

FOURBURE — Fourbature — Apoplexie du Sabot

Accumulation de sang dans le sabot (congestion).

— La fourbure est particulière aux animaux dont le pied se termine par une boîte cornée.

— Elle se montre plus souvent aux pieds de devant qu'à ceux de derrière.

— Les causes de la fourbure sont : une nourriture trop échauffante prise en trop grande quantité (avoine, orge et autres grains) ; un travail excessif sur le pavé ou sur un terrain dur, surtout par un temps chaud; une mauvaise ferrure. — Les indigestions produisent quelques fois la fourbure.

— La fourbure peut être aigüe ou chronique.

— 1° *Fourbure aigüe.* — Au début, malaise exprimé par la face grippée, le battement de flanc et une surexcitation nerveuse. — Pouls fort, tendu et vite; puis le sabot devient chaud et sensible; — difficulté extrême pour marcher, surtout pour reculer. — L'animal fourbu de devant allonge, pendant la marche, les pieds malades afin que le talon appuie le premier; les membres de derrière s'engagent fortement sous le ventre pour soulager les membres malades; — si les membres de derrière sont fourbus, les quatre membres sont rapprochés, l'animal se couche souvent.

TRAITEMENT. — Au début, saignée au cou, de 3 à 6 litres; bains d'eau froide de deux heures, deux fois par jour; — à chaque sortie de l'eau froide, promenade d'une demi-heure sur un terrain mou et frais. — Peu de nourriture; barbottages nitrés ou au sulfate de soude (150 grammes par jour). Si on ne peut donner des bains, appliquer sur les membres le mélange d'argile, de vinaigre et de *poudre astringente.* — Renouveler souvent ces applications sans enlever les premières, afin de les maintenir toujours fraîches. — Ces applications d'argile sont très utiles dans l'intervalle des bains, pendant le repos à l'écurie.

— 2° *Fourbure chronique.* — Si au bout de 8 à 10 jours la fourbure aigüe n'est pas guérie, elle passe à l'état chronique; alors la fièvre disparaît, mais la marche continue d'être difficile, et l'appui des pieds malades se fait d'abord au talon, puis sur les autres parties ; le sabot se déforme ; des cercles saillants se forment au bourrelet ; l'os du pied change de direction et produit sur la sole une trace demi-circulaire appelée *croissant ;* la sole devient bombée, la paroi s'allonge et se relève en pince. — La fourmillière vient souvent compliquer cet état.

TRAITEMENT. — Les déformations que nous venons d'indiquer rendent la fourbure chronique incurable. — Une ferrure méthodique seule peut permettre d'utiliser les animaux au pas ; si la sole est bombée, on la parc le plus possible et on applique un fer couvert et fortement ajusté.

— Au début de la fourbure chronique, c'est-à-dire avant que le sabot soit déformé, les frictions de *révulsif universel* faites au-dessus du bourrelet, produisent d'excellents effets.

FOURCHET — Limace

Maladie qui attaque le pied du mouton et qui consiste dans l'inflammation du repli de la peau qui existe entre les deux onglons *(canal biflexe).*

— L'introduction de graviers, de terre ou autres corps étrangers entre les onglons, produisent le fourchet.

— Le mal envahit promptement le canal du fourchet, s'étend à la couronne et aux paturons; la douleur devient extrême ; le pied malade appuie difficilement sur le sol ; puis il se forme des abcès qui donnent une humeur fétide, bientôt suivie de l'ulcérisation du canal.

TRAITEMENT. — Au début, il faut inciser le repli gonflé de la peau des deux onglons et laisser saigner, puis appliquer des compresses de décoction froide de *poudre astringente* et les renouveler chaque jour ; s'il y a abcès, les panser avec le *liniment anti-rhumatismal*. — S'il y a ulcération du canal, quelques applications d'onguent *détersif* suffisent pour les faire disparaître.

FOURCHETTE ÉCHAUFFÉE et POURRIE

Suintement de pus noirâtre, d'odeur forte et désagréable qui se produit dans le vide que la fourchette présente en arrière.

— La fourchette est dite *pourrie*, lorsque la corne devient molle, filandreuse, se détache par lambeaux et suinte beaucoup.

— L'action des fumiers, une ferrure négligée, la produisent.

TRAITEMENT.— Enlever la corne décollée et nettoyer avec soin la fourchette, puis l'humecter de temps en temps avec l'*antipsorique*, ou bien, appliquer l'onguent *détersif*, dont les effets sont certains.

FOURMILLIERE

La fourmillière est une cavité noire existant dans le sabot, sous la sole ou la paroi, et contenant du sang ou du pus desséché. — Fréquente chez l'âne, elle est presque toujours la suite de la crapaudine, du clou de rue ou de la fourbure.

— En frappant, avec le brochoir, on entend, à l'endroit où se trouve la fourmillière, un *son creux*. — Quelques fois l'os du pied change de direction, le pied s'allonge, se relève en pince et se rétrécit sur les côtés (quartiers) ; — la cavité se forme par le désengrènement de la corne.

TRAITEMENT. — Lorsque la fourmillière est simple et n'existe qu'en pince, on la guérit facilement ; pour cela il suffit de bien parer le pied et d'introduire dans la cavité, des tampons d'étoupe imbibés d'antipsorique ; on applique ensuite un fer couvert ou à plaque. — La fourmillière légère disparait par l'accroissement de la corne (par avalure). — La fourmillière accompagnée de déformation du sabot et de déviation du pied, est incurable.

FRACTURE (Os ROMPU — BRISÉ)

Division brusque et violente des os.

— Les causes des fractures sont : les chocs, les chûtes, les contusions, les ruades, la contraction musculaire. — Les animaux vieux ont les os plus fragiles que les jeunes.

— La fracture est dite *simple*, quand elle n'est compliquée d'aucune lésion ; *compliquée*, lorsqu'elle se montre en même temps que d'autres accidents, tels que plaies, luxations ; *comminutive*, quand l'os est partagé en plusieurs petits morceaux (esquilles).

— Les symptômes sont : la déformation et la mobilité contre nature de la partie ; bruit crépitant lorsqu'on fait mouvoir l'os fracturé ; gonflement et douleur.

TRAITEMENT. — Pour obtenir la soudure d'un os fracturé, il faut maintenir les abouts en contact et immobiles ; or, le plus souvent, la forme de la partie et la contraction musculaire, s'opposent à l'application de bandages, seuls moyens capables de produire ce résultat. — C'est ce qui fait que, chez le cheval, les seules fractures curables, sont celles des os phalangiens, du canon et des côtes.

— Chez le chien, les fractures se guérissent plus facilement. — Quand on a mis en contact les abouts fracturés, on emploie des bandages composés d'*attelles*, en carton pour les petits animaux, en bois, pour les grands. — On les applique sur la partie malade, recouverte, au préalable, d'une étoupade ; le tout est fortement serré par des tours de bande et enduit de poix, de gomme, de plâtre, etc.

— Quand on suppose que la soudure est consolidée, on supprime le bandage.

— Il faut s'abstenir de suspendre les animaux.

GALE — Rouvieux — Rogne

Maladie contagieuse de la peau, causée par des animaux parasites (acares), caractérisée par une vive démangeaison et la chûte partielle du poil.

— Tous les animaux peuvent contracter la gale. — Elle se transmet facilement par contact immédiat et même par le contact des objets à l'usage des animaux. Cette contagion n'a lieu que parmi les individus d'une même espèce. — Elle est, le plus souvent, l'effet de la misère et de la malpropreté.

— La gâle apparaît sous forme de vésicules, que le frottement auquel se livrent les animaux, transforme en plaies superficielles.

La gâle est partielle ou générale suivant l'étendue de la peau qu'elle occupe.

TRAITEMENT. — Notre traitement de la gâle est le même pour toutes les espèces d'animaux : tondre et nettoyer à l'eau tiède savonneuse les parties affectées ; les frictionner ensuite avec notre liniment *antipsorique*. — On répète la friction trois jours après la première.

— Ordinairement trois frictions suffisent pour amener la guérison.

— Séparer les animaux sains des malades. — Soins de propreté et bonne nourriture.

GANGRÈNE — Nécrose

La gangrène c'est la mort d'une partie molle et limitée du corps. — La gangrène des os porte le nom de *nécrose.*

— Elle est la conséquence de certaines maladies, telles que le charbon, le typhus, et des offenses extérieures.

— La gangrène est dite *sèche,* lorsqu'elle ne laisse suinter aucune matière ; *humide*, lorsque ce suintement a lieu et répand une odeur désagréable. — La partie gangrenée est froide, insensible et privée de mouvement. — Les chairs changent de couleur, deviennent molles ; leur odeur est insupportable et fournissent un liquide ichoreux.

Autour de la partie gangrenée, la peau se boursoufle. — Le pouls devient faible ; l'œil devient pâle, puis jaune ; — la soif augmente.

— Lorsque la gangrène est très limitée, comme dans le javart *cutané* ou *furoncle*, la suppuration fait détacher une escharre ou bourbillon, qui laisse à découvert une plaie.

TRAITEMENT. — Nettoyer les plaies et appliquer sur les points gangrenés l'*onguent détersif* ; puis saupoudrer avec la *poudre anti-putride*, plusieurs fois par jour ; — Frictionner autour de la partie mortifiée avec le *liniment anti-rhumatismal.* — Enfin si les parties gangrenées sont étendues et profondes, cautériser au fer rouge.

— Bien nourrir les animaux ; donner des infusions aromatiques, *vineuses,* auxquelles on ajoute une cuillerée de poudre *anti-putride.*

GASTRITE

Inflammation de l'estomac.

— Rare et difficile à reconnaître chez le cheval, fréquente chez le chien, la gastrite est généralement occasionnée par des os, des substances âcres ou indigestes que les animaux avalent.

— On la reconnaît à la couleur rouge foncé de la bouche, à la soif ardente, aux vomissements fréquents et pénibles, à la douleur qu'éprouve l'animal lorsqu'on presse la partie du ventre qui correspond à l'estomac (épigastre).

TRAITEMENT. — Aliments liquides de facile digestion : lait en nature ou coupé d'eau et en soupe ; un peu plus tard, bouillon gras, tisane de graines de lin, à laquelle on ajoute une cuillerée à café de *poudre astringente.*

GASTRO-ENTERITE (Voyez Entérite)

GLOSSENTRAX — Charbon de la Langue

(Voyez *Charbon*).

GOURME (Horse-Pox)

Catarrhe des voies respiratoires, propre au cheval. — La gourme est considérée comme une crise dépuratoire. — Elle se déclare à tout âge, mais principalement chez les poulains.

— La dentition, le travail prématuré, les changements de climat, d'habitation et de nourriture, la produisent. — Les animaux sains, acclimatés, prennent la gourme en cohabitant avec des chevaux *gourmeux.*

— Au début, l'animal éprouve de la tristesse et ne mange pas ou peu ; les glandes de la ganache s'engorgent. — Six ou huit jours après, il y a jetage par le nez, alors l'animal paraît moins souffrir ; — l'engorgement des glandes de la ganache augmente et finit par former un dépôt ; — quelques fois cet engorgement gêne la respiration.

TRAITEMENT.— Quand la gourme est légère, il faut favoriser sa marche : Eviter les refroidissements, tenir la gorge chaude avec une peau de mouton et la frictionner avec de l'huile d'olive tiède. — Faire des fumigations de mauve ; — Barbottages chauds et miellés. — Quand le dépôt est mûr, l'ouvrir au fer rouge ; tenir la plaie propre. — Lorsque la gourme est grave, gêne la respiration et menace de gagner les bronches, mêmes soins hygiéniques ; appliquer un séton animé au poitrail ; faire sur l'engorgement une ou deux frictions de *révulsif universel.* — Ouvrir l'abcès. —

Séparer les animaux sains des malades. — On a recommandé l'inoculation du *horse-pox.*

HEMATURIE — Pissement de sang
Mal de brou

Pissement de sang pur ou mêlé anx urines.

L'hématurie n'est le plus souvent qu'un symptôme de maladie des voies urinaires ou d'une altération du sang. — Une manvaise nourriture ; les pousses qui contiennent des principes âcres , astringents , comme celles du hêtre, de l'orme, du chêne; la renoncule , la scille, le colchique ; les contusions , les efforts des reins , la produisent.

— Le bœuf y est plus sujet que les autres animaux.

— L'hématurie produit souvent la mort , par la perte de sang , en 24 heures.

— *Symptômes :* Les animaux urinent peu , souvent et avec difficulté ; les urines sont plus ou moins rouges ; il y a ordinairement diarrhée ; la peau devient jaune ; la rumination cesse ; le lait diminue.

TRAITEMENT. — Lorsque l'hématurie accompagne le *charbon* , l'*anémie* ou des calculs, son traitement est celui de ces maladies.

— Lorsqu'elles est produite par des plantes âcres (mal de brou) , il faut donner des tisanes de lin nitrées ; si les animaux sont gras , faire une ou deux petites saignées. — Demi-diète composée de racines cuites et de barbottages miellés.

HEMORRHAGIE

Perte de sang causée par la déchirure, la rupture des vaisseaux (veine ou artère).

— Une nourriture trop substantielle, une température trop élevée, les exercices violents, y prédisposent. — Quand l'hémorrhagie résulte de la blessure d'une artère, le sang est d'un rouge écarlate et s'écoule par jet saccadé ; — s'il est fourni par une veine, le sang est plus foncé, le jet est continu. — Les hémorrhagies superficielles donnent un sang d'une couleur assez vive qui s'écoule en nappe et sans saccade.

TRAITEMENT. — Les hémorrhagies des petits vaisseaux doivent être traitées par l'eau froide en douche ou par des applications de neige ou de glace pilée. — Si ces moyens sont insuffisants, on fait des applications de *poudre astringente* et on comprime — ou bien on cautérise légèrement au fer rouge, — Si c'est un vaisseau important qui est atteint, on comprime et on applique de la glace, de la neige ou de l'eau vinaigrée souvent renouvelée ; — ou bien on ligature le vaisseau. — Quand l'hémorrhagie est la conséquence d'un excès de travail ou d'une forte nourriture, diminuer le travail et la ration ; — petite saignée ; — barbottages au sulfate de soude (100 grammes par jour).

HEPATITE (Voyez Ictère)

HERNIE — Descente

Sortie d'une portion d'intestin par une ouverture naturelle ou accidentelle du ventre : ainsi la hernie *testiculaire*, la hernie *ventrale*, la hernie *ombilicale*

— Produite par des contusions, des plaies, des sauts, des efforts, la hernie est toujours une maladie grave à laquelle il faut promptement rémédier.

TRAITEMENT. — Faire rentrer dans le ventre la partie d'intestin herniée et appliquer des bandages de forme variée suivant la partie du corps, pour empêcher le déplacement de l'intestin. — Les hernies anciennes et volumineuses, sont incurables ; on doit se borner, pour utiliser les animaux, à contenir la partie herniée par un bandage approprié.

HERPÈS (Voyez Gale)

HYDROCÈLE

Amas d'eau dans le sac testiculaire.

— L'hydrocèle est rare chez les animaux ; il accompagne quelques fois la morve, le farcin. — Celui qui est produit par une inflammation locale n'a rien de grave.

— La grosseur produite par cette hydropisie est molle, pâteuse, peu sensible ; la pression du doigt y laisse son empreinte.

TRAITEMENT. — Mouchetures avec la lancette ; frictions de liniment *anti-rhumatismal*, ou bien, application de décoction froide de poudre *astringente*. — La castration est le plus sûr remède.

HYDROPISIE (Voyez Ascite et Anasarque)

ICTÈRE — Jaunisse

Coloration en jaune des yeux, de la bouche et de la peau, produite par le passage de la bile dans le sang.

— La jaunisse est causée par la frayeur, la colère; les obstacles au cours de la bile ; souvent elle accompagne une maladie de l'intestin. — Rare et peu grave chez le cheval, la jaunisse est fréquente et très grave chez le chien.

— On la reconnaît à la couleur jaune des yeux, de la bouche et de la peau ; aux urines rougeâtres et épaisses ; à la constipation ; à la douleur du côté droit du ventre.

TRAITEMENT. — Chez le cheval, repos, boissons blanches au sulfate de soude, à la dose de 200 gr. par jour.

— Chez le chien, application de sangsues sur le ventre; huile de ricin, 15 grammes par jours, jusqu'à purgation; — après la purgation, donner des aliments de facile digestion : lait, bouillon léger, soupes maigres; tenir chaudement; promenade au soleil.

IMMOBILITÉ

Maladie nerveuse particulière au cheval·

— L'immobilité est produite par les arrêts de transpiration, par le vertige, les indigestions.

— Le cheval immobile a un air idiot; il marche sans assurance et semble n'y voir qu'à demi; pendant le travail, il lui est impossible de tourner, de reculer; l'action de manger est difficile, lente et souvent suspendue. — Si on lui présente un sceau d'eau, il y plonge la tête jusqu'au fond et ne la retire que forcé par le besoin de respirer.

TRAITEMENT. — L'immobilité est incurable. — Elle est comprise, par la loi du 20 mai 1833, parmi les vices rédhibitoires. — La durée de la garantie est de 9 jours.

INAPPETENCE (Voyez ANOREXIE)

INDIGESTION

Trouble ou suspension de la digestion.

— Le cheval, l'âne et le mulet, à cause de la petitesse de leur estomac, y sont plus exposés que les autres animaux.

— Le froid, les courses violentes, les aliments lourds, mauvais, altérés; l'usage du ver mouillé pas la rosée; les boissons froides, de mauvaise qualité, l'occasionnent.

— L'indigestion, chez le cheval, est souvent compliquée de symptômes nerveux graves, qu'on a appelés vertige. — L'indigestion est simple ou gazeuse. — Dans l'indigestion simple, l'animal éprouve du dégoût, des coliques plus ou moins violentes; un bruit sourd est produit dans l'intestin par le déplacement de gaz (borborygme); évacuations par l'anus, qui soulagent le malade. — L'indigestion gazeuse se complique d'une formation de gaz souvent considérable, qui distend le ventre (tympanite).

— Elle se complique quelques fois de gastrite, d'entérite, de déchirure de l'estomac.

TRAITEMENT. — Donner des breuvages excitants de tilleul, thé, cacomille, vin chaud; ajouter à chacun de ces breuvages une cuillerée à soupe de liniment *anti-rhumatismal*; frictions sèches sur tout le corps; bonne couverture et promenade. — Si le mal persiste, friction de *révulsif universel* sous le ventre. — Le vomissement, chez le cheval, indique la rupture de l'estomac, bientôt suivie de mort.

— L'indigestion, chez les ruminants (bœuf, mouton), est généralement accompagnée de formation de gaz. (Voyez *Météorisation*).

— Chez le chien, l'indigestion est sans gravité à cause de la facilité avec laquelle il vomit.

JARDE — Jardon

Grosseur osseuse, placée à la partie inférieure et un peu en arrière de la face externe du jarret. — Elle est due aux grandes fatigues, aux efforts violents et occasionne généralement la boiterie. — Le cheval arabe est souvent *jardé* de naissance.

TRAITEMENT. — Au début, friction de *révulsif universel*, répétée tous les huit jours; plus tard, application du feu en pointes.

JAUNISSE (Voyez Ictère)

JAVART — Furoncle — Panaris

Dépôt suivi de gangrène, qu'on observe à l'extrémité des membres du cheval, de l'âne, du mulet et du bœuf.

On distingue quatre sortes de javart :

— 1° *Javart simple ou cutané.* — Il a son siége à la peau du paturon ou de la couronne. — On l'appelle encore *furoncle.* — Les boues et les contusions le produisent.

— Au début, c'est une grosseur douloureuse qui fait boîter ; puis un abcès se forme et une partie gangrénée (bourbillon) s'en détache en laissant une plaie.

TRAITEMENT. — Soins de propreté. — Bains tièdes ou cataplasmes de mauve, de farine de lin. — Après la chûte du bourbillon, panser la plaie avec la *poudre astringente.*

— 2° *Javart tendineux.* — Il a de l'anologie avec le panaris de l'homme. — Il est situé sur les tendons et occasionne un gonflement douloureux. — Sa marche est rapide ; il produit souvent des fistules, des abcès et des ulcérations.

TRAITEMENT. — Débrider les fistules et les abcès ; faire des applications d'*onguent détersif.* — Lorsque la plaie est devenue belle, la panser avec la *poudre astringente.* — Si après la cicatrisation, il reste un gonflement dur de la peau (induration), quelques frictions de liniment *anti-rhumatismal* la font disparaître.

3° *Javart encorné.* — Il se forme entre la corne et la chair du pied. — Les piqûres, enclouures, les scimes, le produisent.

— Au début, il y a chaleur du sabot et boiterie ; plus tard, la corne se décolle à la couronne, du pus s'en échappe (*la matière a soufflé au poil*). — Négligé, ce javart peut amener la gangrène, la carie de l'os du pied.

TRAITEMENT. — Amincir la corne au-dessous du mal et panser avec le liniment *anti-rhumatismal*.

4° *Javart cartilagineux*. — Dans ce javart, le cartilage de l'os du pied est carié.

— Il est produit par des contusions, des atteintes, des bleimes suppurées, des seimes, des clous de rue. — Les pieds de devant y sont plus exposés que ceux de derrière.

— Il se montre sur la couronne sous forme de grosseur, sur laquelle on observe des fistules d'où suinte un pus visqueux, odorant, contenant des débris verdâtres qui proviennent de la carie du cartilage.

TRAITEMENT. — Injecter avec une petite seringue, deux fois par jour (pendant 4 jours), du *révulsif universel* dans les fistules, puis, introduire, avec une mèche d'étoupe, l'onguent détersif, jusqu'à ce que le pus soit devenu blanc et épais. — On panse ensuite avec le *liniment anti-rhumatismal*. — Ces moyens nous ont toujours procuré la guérison en moins de 20 jours.

KISTE

Poche close contenant des matières diverses, telles que sang, pus, graisse, tubercules, et formant des grosseurs arrondies, indolentes, molles et mobiles.

— On les observe surtout au jarret, au boulet, à la hanche, partout où se produit un grand frottement.

TRAITEMENT. — Au début, frictions de *révulsif universel* ; plus tard, application du feu en pointes ou extirpation.

LADRERIE — Lèpre

Maladie propre au porc, due à la présence de vers (cysticerques) dans la trame des organes.

— Les causes de la ladrerie sont peu connues ; on l'attribue aux porcheries humides, aux aliments avariés, à l'hérédité. — Elle ne parait pas être contagieuse. — Sa marche est lente.

— Au début, elle est difficile à reconnaître ; cependant, l'œil pâle, infiltré ; la peau blanche et l'arrachement facile des soies, sont les premiers symptômes. Plus tard, si on *bâillonne* le porc à l'aide d'un bâton, on voit à la partie inférieure et sur les côtés de la langue, de petites ampoules formées par les vers ; — la ladrerie a alors envahi tout le corps ; — l'animal maigrit promptement et meurt.

TRAITEMENT. — La ladrerie est incurable. — La viande du porc ladre est insalubre et ne doit pas être consommée ; on doit se contenter d'en retirer la graisse ; le reste doit être enfoui. — Salée pour la conservation, cette viande prend difficilement le sel et finit par se corrompre.

LARYNGITE (Voyez ANGINE)

LIMACE (Voyez FOURCHET)

LOMBAGO — EFFORT DES REINS

Le lombago ou effort des reins est produit par les mêmes causes que les *efforts*. — On le reconnaît à la sensibilité des reins ; à la difficulté de marcher : l'animal vascille de la croupe et recule difficilement.

— Le lombago est toujours grave.

TRAITEMENT. — Au début, friction de *révulsif universel* sur les reins ; placer l'animal dans une stalle étroite afin d'immobiliser le corps. — Quand le mal est ancien, il est incurable.

LUXATION

Déboîtement des extrémités des os qui forment les jointures.

— Les luxations sont rares chez les animaux; celle qu'on observe le plus souvent chez le cheval, c'est celle de la rotule.

— La partie siége de la luxation est déformée, le membre est presque immobile, la jointure est douloureuse.

TRAITEMENT. — Pour remettre l'os en place, il suffit souvent de faire courir les animaux, ou bien de les forcer à reculer, ou bien encore, d'étendre fortement le membre. — On fait aussitôt après une friction de révulsif universel et on immobilise autant que possible l'animal dans une stalle étroite.

MAL D'ANE (Voyez Crapaudine)

MAL DES ARDENTS (Voyez Erysipèle)

MAL DE BROU (Voyez Hématurie)

MAL CADUC (Voyez Epilepsie)

MAL DE CERF (Voyez Tétanos)

MAL DE DENT (Voyez Dent)

MAL D'ENCOLURE

Blessures de la partie supérieure de l'encolure, généralement suivies de nécrose du ligament cervical. — Les frottements répétés et les contusions le produisent. — Les chevaux de tirage y sont plus exposés.

— Le mal d'encolure se montre souvent à la suite du mal de garrot.

— Au début, c'est un cor ou une tumeur plus ou moins volumineuse qui ne tarde pas à suppurer et former des abcès fistuleux. — Les fistules donnent un pus grisâtre.

TRAITEMENT. — Au début, c'est-à-dire avant que le pus soit formé, une seule friction de *révulsif universel* fait promptement disparaître l'enflure. — Si l'abcès existe, il faut le débrider largement et panser la plaie avec le *liniment anti-rhumatismal ;* s'il y a fistules, faire des contr'ouvertures pour faciliter l'écoulement du pus, injecter avec une petite seringue du *révulsif universel* jusqu'à ce que le pus soit devenu blanc et épais, puis on panse avec l'*anti-rhumatismal* jusqu'à complète guérison.

MAL DE GARROT

Blessure au garrot, suivie de nécrose.

— Elle est produite par la pression ou le frottement intempestif du bât, du collier ou de la selle. — Les animaux à garrot bas et charnus y sont plus exposés.

— Ce mal consiste en une plaie ou un gonflement suivi d'abcès; le pus s'écoule difficilement, fuse et amène la carie des parties profondes.

TRAITEMENT. - Le même que pour le mal d'encolure.

MAL DE GORGE (Voyez ANGINE)

MAL DE LANGUE (Voyez GLOSSENTRAX)

MAL DE PIS (Voyez MAMMITE)

MAL DE TÊTE DE CONTAGION

Maladie qui n'est qu'un symptôme de l'*anasarque* et consistant en un gonflement de la partie inférieure de la tête avec difficulté de respirer.

TRAITEMENT. — Le même de l'*anasarque*.

MALADIE APHTEUSE

(Voyez *Aphte* et *Fièvre aphteuse*).

MALADIE DES CHIENS

MORVE DES CHIENS — FIÈVRÉ MUQUEUSE, MALADIE DU JEUNE AGE

On appelle ainsi une maladie catarrhale que les chiens et les chats contractent dans leur jeune âge.

— Elle apparaît ordinairement chez les animaux de quatre mois à un an ; elle est plus fréquente et plus grave sur les chiens qui habitent les villes, que sur ceux des campagnes, qui vivent en liberté. — Elle n'atteint qu'une seule fois le même individu.

— Elle apparaît sous des formes différentes, qui sont : le *catarrhe bronchique*, le *catarrhe intestinal*, la *maladie éruptive*.

1° *Catarrhe bronchite*. — C'est la forme la plus ordinaire de la maladie des chiens ; elle est contagieuse pour les autres chiens.

— Elle débute par un léger écoulement du nez, les yeux chassieux, de la tristesse ; puis le nez devient sec et chaud, l'écoulement nasal devient purulent, l'animal maigrit rapidement, la fièvre augmente, les yeux sont enfoncés, la faiblesse devient extrême ; quelques fois des ulcères se forment sur l'œil, les paupières sont closes ; l'odeur répandue par l'animal est mauvaise ; bientôt arrive la mort.

TRAITEMENT. — Au début, purgatif : huile de ricin, 30 à 50 grammes, suivant la taille ; nourriture légère : soupe au lait. Laver les yeux à l'eau tiède. — Appliquer un séton sur le cou ; donner en deux fois dans la journée, une cuillerée à café de liniment *anti-rhumatismal*. — Relever les forces en donnant du *café noir* coupé d'eau, du vin auquel on ajoute une pincée de *poudre tonique*, des viandes cuites. — Si la respiration est très gênée, faire une friction de *révulsif universel* sur les côtés de la poitrine.

2° *Catarrhe intestinal.* — Cette autre forme de la maladie des chiens peut exister seule, mais elle vient ordinairement compliquer la précédente. — Elle s'annonce par de fréquentes expulsions d'excréments d'un jaune clair ; puis la diarrhée, quelques fois sanguinolente, arrive ; la bouche est chaude, rouge et présente des taches violettes qui bientôt s'ulcèrent au point de déchausser les dents ; les yeux se creusent, l'animal devient faible, maigre et meurt.

TRAITEMENT. — Lavements d'amidon ou d'eau de riz auxquels on ajoute une pincée de poudre *astringente* ; café noir coupé d'eau. — Combattre les ulcères de la bouche par de fréquents gargarismes d'*oxymel* et de poudre *astringente.*

3° *Maladie éruptive.* — C'est la forme naturelle de la maladie des chiens. ; elle est contagieuse. — Elle apparaît souvent pendant le cours des formes *bronchique* et *intestinale.* — Elle s'annonce par de petites ampoules contenant un liquide transparent, qui se montrent sous le ventre, au plat des cuisses, aux aisselles.

TRAITEMENT. — Faciliter la sortie des boutons ou ampoules : tenir chaudement et proprement le malade ; bonne nourriture. — Si l'éruption est seule, elle guérit facilement ; — si elle existe en même temps que les formes précédentes, elle épuise souvent l'animal au point d'amener la mort. — Donner des infusions aromatiques et de *poudre tonique*. Le café noir favorise la sortie des boutons.

4° La *Chorée* ou *Danse de Saint-Guy*, complique souvent la maladie des chiens (Voyez *Chorée*).

MALADIE DE SOLOGNE

Mal rouge — Mal de sang — Sang de rate

Cette maladie, *épidémique* en Sologne, est propre au mouton, et n'est autre chose que le *sang de rate*, à un plus faible degré; elle constitue par conséquent une maladie par altération du sang (Voyez *Sang de rate*).

MALANDRES (Voyez Crevasses)

MAMMITE — Mastite

Mal de pis — Engorgement laiteux, Phlegmon des mamelles

Inflammation des mamelles. — Toutes les femelles y sont exposées. — Les piqûres d'insectes, les blessures, les contusions, l'accumulation du lait dans ses conduits, la produisent.

Symptômes : Gonflement plus ou moins considérable, douleur, chaleur et rougeur de la mamelle. — Négligée, la mammite peut se compliquer d'abcès.

TRAITEMENT. — Au début, saignée à la veine du cou ou de la mamelle. — Soutenir la mamelle avec un suspensoir en laine; appliquer des cataplasmes de mauve, de farine de lin ; traire très souvent et doucement. — S'il y a des abcès, les ouvrir et les lotionner avec la décoction de poudre *astringente anti-putride.*

MÉNINGITE — (Voyez VERTIGE)

MÉTÉORISME

MÉTÉORISATION — TYMPANITE — INDIGESTION GAZEUSE — FALÈRE

Gonflement du ventre produit par une accumulation de gaz dans l'intestin.

Le météorisme est commun chez le bœuf et le mouton, rare, mais plus grave, chez le cheval, l'âne et le mulet.

Il est produit par la fermentation des plantes que les animaux mangent avec avidité; par les herbes chargées de rosée ; par le trèfle et la luzerne simplement humides; par l'abus de vesces, féveroles, maïs, son, etc.

— *Symptômes :* Gonflement rapide du ventre, respiration difficile, coliques; sueurs abondantes ; pouls très petit ou insensible et mort par asphyxie. — Chez le bœuf et le mouton, le gonflement du ventre est plus prononcé au flanc gauche qu'au flanc droit ; chez le cheval, c'est le contraire. Dans le Roussillon, le météorisme du mouton est appelé *falère.*

TRAITEMENT. — Provoquer l'expulsion des gaz en introduisant dans l'arrière bouche un petit bâton recouvert à son extrémité d'un linge doux et huilé ; arrêter la fermentation des aliments dans la panse en donnant de l'eau salée (250 grammes de sel de cuisine pour le bœuf, 20 à 40 pour le mouton et la chèvre). — Donner, dans un litre d'eau froide, une cuillerée d'*alcali volatil*, ou bien deux cuillerées de liniment *anti-rhumatismal.* Si ces moyens ne suffisent pas, ouvrir la panse avec un *trocard* approprié ; — après l'opération, continuer l'emploi de l'eau salée et exciter la rumination par des breuvages aromatiques ou vineux. — Chez le cheval, la ponction de l'intestin se fait sur le flanc droit, avec un *trocard* à diamètre étroit ; — frictions de *révulsif universel* sous le ventre ; — infusions de tilleul, de camomille auxquelles on ajoute, chaque fois, une cuillerée d'*anti-rhumatismal.* — Pendant les jours suivants, promenade et demi-diète.

MÉTRITE — Hystéritis

Inflammation de la matrice. — Commune chez la vache, rare chez les autres femelles, la métrite est le plus souvent due à l'avortement, aux manipulations nécessitées par une *mise-bas* laborieuse.

Symptômes : Suspension de la rumination, ventre tendu, douloureux ; flancs rétractés ; coliques intermittentes ; gonflement de la vulve ; écoulement d'abord muqueux, puis purulent.

TRAITEMENT. — Au début, saignée moyenne, injections d'eau de mauve ou de lin dans la matrice ; sulfate de soude en barbottages. — Si la suppuration s'établit par la vulve, injections de décoction froide de poudre *astringente* souvent répétées ; nourriture de bonne qualité ; promenade ou travail léger.

MOLETTE

Tumeur molle située sur les côtés des tendons, au-dessus du boulet, formée par le gonflement de la membrane synoviale dans laquelle glissent les tendons fléchisseurs.

— Communes chez le cheval, les molettes sont un signe d'usure. — La fatigue excessive, le travail prématuré, les violents efforts, les occasionnent.

— La molette est dite *simple* lorsqu'elle n'existe que d'un côté ; *chevillée*, lorsqu'elle se montre des deux côtés du membre. — Elle ne produit la boiterie que lorsqu'elle est dure et volumineuse.

TRAITEMENT. — Au début, rouler autour du *bourrelet* et du *canon* des bandes de toile ; bains d'eau froide, matin et soir. — Si ces moyens sont insuffisants, frictions de *révulsif universel* renouvelées tous les dix jours. — Travail léger. — Les molettes dures, volumineuses et anciennes doivent être traitées par le feu en pointes.

MORVE

Maladie virulente, contagieuse, propre au cheval, à l'âne et au mulet, transmissible à l'homme.

— La seule cause incontestable de la morve, c'est la contagion. — Les arrêts de transpiration, le froid, l'humidité, les écuries malsaines ; les aliments de mauvaise qualité, la malpropreté, tendent à la faire naître.

— La morve est *aigüe* ou *chronique*.

1° *Morve aigüe*. — Elle est caractérisée par l'engorgement des ganglions de l'*auge* ; ces ganglions sont mous, douloureux, libres et roulants sous la peau. — Jetage par les naseaux, de matières filantes, safranées, quelques fois mêlées à du sang. — Ulcères rougeâtres et irréguliers dans le nez.

2° *Morve chronique*. — Glandes de l'auge dures et adhérentes à l'os de la ganache ; jetage par les deux naseaux ou par un seul (le plus souvent du gauche) de matières jaunâtres ou verdâtres, colées aux ailes du nez. — *Chancres* dans le nez. Ces chancres sont pâles et comme glacés.

— La morve est comprise parmi les vices rédhibitoires avec 9 jours de garantie.

TRAITEMENT. — La morve est incurable.

MUGUET

Maladie aphteuse de la bouche qu'on observe fréquemment sur les veaux et les agneaux. — (Voyez *Aphtes*).

NÉPHRITE — Fièvre néphrétique

Inflammation des reins.

— Le bœuf et le mouton y sont plus sujets que le cheval. — Les causes qui la produisent sont : les coups portés sur les reins, les efforts, les secousses violentes; les aliments âcres, tels que les jeunes pousses d'arbres résineux.

Symptômes : Difficulté d'uriner; urines rares, claires, quelques fois sanguinolentes; reins douloureux et chauds; pouls petit et serré.

TRAITEMENT. — Au début, saignée, demi-diète; sachet de son mouillé d'eau tiède, sur les reins; tisane froide de graines de lin et de figues légèrement nitrée. — S'il y a constipation, sulfate de soude en barbottages. — Si le mal se prolonge et menace de devenir chronique, faire sur les reins des frictions de *révulsif universel* et donner des infusions aromatiques, vineuses avec addition de poudre *tonique*. — Le *liniment anti-rhumatismal* à la dose de 3 cuillerées par jour dans des infusions aromatiques froides, produit d'excellents effets.

NERF-FERRURE — Effort du tendon

Inflammation avec gonflement et rétractation des tendons fléchisseurs des membres.

— Elle est produite par les violents efforts, les contusions, etc.

— Les tendons atteints sont engorgés, douloureux; l'animal boîte; plus tard, les tendons se *retirent*, la boîterie augmente et le pied ne fait plus son appui qu'en *pince (l'animal est bouleté)*.

TRAITEMENT. — Frictions de *révulsif universel* (une tous les huit jours); travail léger. — Si le mal résiste à ce moyen, application du feu. — Quand la *bouleture* est survenue, une ferrure spéciale est nécessaire — (Voyez *Bouleture*).

NOIR-MUSEAU — Vivrogne — Bouquet

Maladie de la peau, spéciale au mouton, qui se développe sur le museau, d'où il s'étend jusqu'aux oreilles.

— Fréquente sur les agneaux, cette maladie est due à la malpropreté des bergeries.

— Elle débute par des plaques rouges desquelles suinte un liquide grisâtre, qui ne tarde pas à se changer en ulcères recouverts de croûtes noirâtres.

TRAITEMENT. — Au début, humecter les parties malades d'*antipsorique* ; lotionner les ulcères avec le *liniment anti-rhumatismal.*

NYMPHOMANIE — Fureurs utérines

Désir violent et déréglé de l'accouplement chez les femelles.

— La vache y est plus sujette que les autres femelles domestiques ; on observe alors tous les signes de la *chaleur :* gonflement, contraction de la vulve, etc.

TRAITEMENT. — Accoupler les femelles nymphomanes. — Si la saillie ne fait rien, petite saignée, demi-diète, barbottages au sulfate de soude. — Eloigner les mâles.

ŒDEME

Infiltration d'eau sous la peau. — L'œdème n'est que l'*anasarque* à un plus faible degré, limité sur un point du corps.

— Les animaux mous, lymphatiques, y sont plus sujets ; l'humidité, la malpropreté, les mauvais aliments sont les causes générales de l'œdème.

— Il est formé par une grosseur molle, diffuse, dans laquelle le doigt laisse son empreinte ; c'est dans les parties basses qu'il se montre.

TRAITEMENT. — Frictions de liniment *anti-rhumatismal ;* — mouchetures avec la lancette ; bonne nourriture ; boissons nitrées ; promenade ou travail léger.

OPHTALMIE

Inflammation de l'œil.

— Elle est *externe*, *interne* ou *périodique*.

1° Ophtalmie externe (Voyez *Conjonctivite)*.

2° Ophtalmie interne. — Inflammation du globe de l'œil.

Causes : Contusions, piqûres, introduction de corps étrangers.

Symptômes : Douleurs violentes augmentées par la lumière ; trouble de l'œil plus ou moins considérable suivant le degré du mal ; paupières rouges et gonflées ; écoulement abondant de larmes.

TRAITEMENT. — Au début, saignée et lotions de décoction froide de poudre *astringente* ; sétons sur les joues ou sur les côtés de l'encolure. — Si le mal est ancien, insister sur l'emploi des sétons ; insuffler dans l'œil, à l'aide d'un chalumeau de paille, la poudre *astringente*.

3° Ophtalmie périodique. — *Fluxion périodique des yeux. — Ophtalmie intermittente. — Lune. — mal de lune. — Maladie lunatique.*

Inflammation périodique de l'œil, propre au cheval, au mulet et à l'âne.

— Les causes de cette maladie sont peu connues. Elle se porte soit sur un œil, soit sur les deux et apparaît par accès plus ou moins rapprochés, qui entraînent tôt ou tard la perte de la vue.

Symptômes : Au début, gonflement des paupières, larmoiement considérable, œil rouge et très sensible ; au bout de deux ou trois jours, l'œil est fermé et perd sa transparence, les humeurs se troublent, s'épaississent et forment des flocons qui tombent au bas de l'œil ; puis l'œil s'éclaircit en réfléchissant cependant une *teinte* de *feuille morte ;* tout s'apaise, l'animal semble guéri et reste dans cet état pendant 15 ou 20 jours, ensuite un nouvel accès se montre avec les caractères que nous venons d'indiquer.

TRAITEMENT. — La fluxion périodique est incurable. — La loi du 20 mai 1838 l'a classée parmi les vices rédhibitoires avec 30 jours de garantie.

ORCHITE — Didymite

Inflammation du testicule, produite le plus souvent par des contusions, de violents efforts, le frottement, le coït immodéré, le bistournage.

— L'orchite est commune chez les gros chevaux de trait.

— *Symptômes :* Douleur et augmentation de volume du testicule, tension de ses enveloppes ; l'animal marche avec difficulté ; les reins sont voûtés ; les urines sont rougeâtres.— L'orchite occasionne rarement la mort.— Sa marche est rapide.

TRAITEMENT. — Au début, saignée au cou ; cataplasmes chauds de mauve, de farine de lin ou de morelle, maintenus par un suspensoir ; demi-diète, barbottages au sulfate de soude. — Si le mal persiste, faire une ou deux frictions, sur le testicule, avec le *révulsif universel.* — Si un abcès se forme, l'ouvrir et donner des soins de propreté. — Repos.

PALATITE — Stomatite — Lampas, Fève

Inflammation du palais, quelques fois de toute la bouche.

— Elle est le plus souvent la conséquence de la dentition ou d'une maladie de l'intestin. — Dans la palatite, le gonflement du palais est quelques fois considérable ; la mastication est pénible.

TRAITEMENT. — Saignée au palais avec le bistouri ou la lancette et non avec la corne de *chamois* ; ne point brûler le palais avec le *cautère* (ce remède est pire que le mal) ; barbottages farineux et miellés ; — gargarismes d'oxymel et de poudre *astringente.*

PARALYSIE — Paraplégie

Amoindrissement ou abolition de la sensibilité des muscles d'une partie ou de la généralité du corps.

La paralysie générale, chez les animaux, est rare ; la paralysie locale, surtout celle de l'arrière-train, appelée *paraplégie*, est fréquente.

Les fractures du crâne ou de la colonne vertébrale la produisent ; elle est souvent le symptôme de l'inflammation ou de la congestion de la moëlle épinière et de l'apoplexie cérébrale.

— La paraplégie s'annonce par des signes alarmants; elle frappe plus souvent les animaux au travail qu'au repos. — Elle est précédée d'inquiétude, de malaise ; puis, la croupe se gonfle, se durcit ; les mouvements des membres de derrière deviennent difficiles, les boulets fléchissent en avant ; si l'animal est en marche, il fait encore quelques pas, puis il tombe sur l'arrière-train, sue, se débat sans pouvoir se relever. Souvent au sortir de l'écurie, les animaux témoignent une gaieté inaccoutumée, mais bientôt et brusquement, ils se mettent à boiter, à trembler et finissent par tomber sur le chemin.

— La paralysie, chez le *chien*, est le plus souvent la suite de la *maladie*.

— La *vache* n'en est guère atteinte qu'après le vêlage.

TRAITEMENT. — Au début, saignée ; frictionner promptement et énergiquement les reins et les membres de derrière avec le *révulsif universel* ; donner le sulfate de soude à dose purgative (6 à 800 grammes suivant la taille). — Si la maladie passe à l'état chronique, appliquer le feu sur les reins et les membres malades. — Repos absolu sur une bonne litière. — Eviter les violents efforts que l'animal fait pour se relever. — Ne point transporter les animaux au loin.

PAROTIDITE — Avives

Inflammation de la glande salivaire parotide. — On l'appelle encore *phlegmon* de la parotide.

— Elle est occasionnée par les offenses extérieures, l'impression du froid ; souvent elle accompagne le coryza ou l'angine.

— Elle est caractérisée par un gonflement de la glande salivaire, qui se montre de chaque côté de la gorge et s'étend souvent jusqu'à l'oreille. — Ce gonflement gêne beaucoup les animaux dans l'action de triturer les aliments et de les avaler ; il y a écoulement abondant de salive par la bouche. — La parotidite se termine souvent par un abcès.

TRAITEMENT. — Au début, si l'inflammation est vive, saignées, applications de cataplasmes chauds de farine de lin, de mauve, arrosés de liniment *anti-rhumatismal*. — Si le gonflement persiste, friction de *révulsif universel* ; — s'il y a abcès, inciser la peau seulement, puis avec le doigt, pénétrer jusqu'au pus ; donner des soins de propreté et faire écouler le pus par des pressions modérées.

— Autrefois, les maréchaux meurtrissaient ou plutôt écrasaient la glande salivaire enflammée en la serrant avec des tenailles (battre les *avives*). Cette pratique absurde et barbare produisait toujours de graves complications.

PERIPNEUMONIE CONTAGIEUSE DU BOEUF

Péripneumonie gangreneuse

Maladie virulente et contagieuse qui se montre le plus souvent à l'état épidémique (lisez *épizootique)* dans plusieurs contrées de l'Europe. — Elle existe en permanence dans les montagnes de l'Ariége. — On lui reconnaît pour causes, les transitions brusques de température ; les étables insalubres, manquant d'air ; l'hérédité et la contagion. — Cette maladie marche lentement.

— *Symptômes* : Toux sèche, petite et fréquente, plainte ; cessation de la rumination ; sensibilité très-prononcée du milieu de la colonne vertébrale, puis toux et respiration très pénibles, jetage blanchâtre par le nez; épanchements dans la poitrine, quelques fois, gangrène du poumon; la diarrhée précède de peu la mort.

TRAITEMENT. — Séparer les animaux sains des malades; séquestrer ces derniers.

— Malgré tous les remèdes qu'on a pu jusqu'ici opposer à la péripneumonie contagieuse, elle continue à faire de nombreuses victimes; cependant, deux moyens récemment essayés, semblent avoir donné de bons résultats. Nous voulons parler de l'*inoculation* et de la *sulfurisation*.

1° L'*inoculation* se pratique à la base de la queue avec les liquides frais (sérosité) puisés dans le poumon d'une bête récemment sacrifiée pour la boucherie.

2° La *sulfurisation* consiste à soumettre, dans l'étable, les animaux malades et sains, aux vapeurs d'acide sulfureux produites par la combustion du soufre. — On fait 6 sulfurisations, une par jour; chaque sulfurisation doit durer deux ou trois heures. — Les bêtes bovines supportent très bien la sulfurisation.

— Comme complément de mesures, tuer, pour les livrer à la consommation, les bêtes fortement atteintes avant ou après l'inoculation ou la sulfurisation et dont l'existence est compromise.

PHLEGMON (Synonime d'Abcès. V. Abcès)

PHTHIRIASE — Poux — Pouillotement

Maladie de la peau produite par les poux. — Chaque animal a son espèce de pou.

— La malpropreté, les habitations malsaines, les aliments avariés, le voisinage des poulaillers, certaines maladies chroniques, la font naître.

Symptômes : Démangeaisons : les animaux se frottent sur tout ce qui est à leur portée. — Si on examine la peau, on aperçoit des poux et des lentes en grande quantité.

TRAITEMENT. — Laver la peau avec du lessif tiède; lotionner avec du jus de tabac, ou mieux, frictionner avec le liniment *antipsorique.* Ce dernier moyen est infaillible. — Habitations saines, bonne nourriture et bonne *étrille.*

PHTISIE PULMONAIRE, Tuberculeuse, Pommelière — Vieille courbature

Maladie chronique produite par des dépôts calcaires dans le poumon.

— Rare chez le cheval et chez les animaux qui vivent dans les pâturages, la phtisie est commune chez la vache laitière des environs des grandes villes.

— L'hérédité, les étables malsaines, l'air vicié, le manque d'exercice, l'occasionnent.

— *Symptômes :* Au début, toux faible, fréquente et quinteuse ; lait bleuâtre et très liquide ; respiration difficile et entrecoupée ; les femelles se mettent facilement en chaleur ; puis arrivent la maigreur et le jetage par le nez, qui annoncent que le poumon est profondément atteint.

— La phtisie pulmonaire est un vice rédhibitoire, avec 9 jours de garantie.

— Chez le cheval, l'âne et le mulet, elle constitue la *vieille courbature*, vice également rédhibitoire.

TRAITEMENT. — La phtisie est incurable. — Vendre les animaux pour la boucherie avant qu'ils aient dépéri. — Au début du mal, ils peuvent encore s'engraisser ; — on doit en profiter.

PICA

Dépravation de l'appétit qui porte les animaux à manger de la terre, du plâtre, etc.

— C'est un symptôme de l'*anémie*. (Voy. *Anémie*).

PIÉTIN — (CRAPAUD DU MOUTON)

Maladie du pied du mouton, caractérisée par un suintement d'humeur liquide qui décolle l'ongle.

— Le piétin est fréquent et très négligé dans les campagnes, aussi produit-il une grande mortalité.

— Il est causé par les bergeries malsaines, l'humidité et la contagion.

— Au début du mal, les animaux boîtent, le bourrelet devient rouge, un léger suintement s'établit autour du sabot et le décolle ; puis un ulcère se forme, le suintement devient plus épais et fétide ; des abcès se montrent entre les onglons, sur le bourrelet, et enfin, si on n'y remédie, arrivent des fistules, la gangrène et la chûte de l'ongle.

TRAITEMENT. — Le piétin est facile à guérir, surtout au début : Enlever avec un instrument tranchant les parties de corne décollées et appliquer l'*onguent détersif*. Deux applications, à 12 heures d'intervalle, suffisent. L'*onguent détersif* adhère parfaitement aux parties malades, il n'est pas enlevé par l'eau, ce qui fait qu'on obtient un prompt résultat de son emploi.

— On a conseillé les bains de lait de chaux; pour cela, on place une caisse en bois, ras du sol, à l'entrée de la bergerie, de façon que les moutons soient obligés de marcher dans le liquide caustique en entrant et en sortant. Ce moyen est simple et pratique, mais moins efficace.

PLAIES

Division des parties molles par une cause mécanique. — Les animaux y sont très exposés. — Les corps tranchants, piquants, contondants; les morsures, les armes à feu, etc., occasionnent des plaies dont les caractères varient suivant la cause qui les a produites. — Elles sont plus ou moins graves suivant leur profondeur et l'importance de la partie lésée.

— Les plaies sont dites *simples*, lorsqu'elles sont nettes, franches, peu profondes et que leur cicatrisation peut être obtenue facilement; *compliquées*, lorsqu'elles coïncident avec une autre maladie ou avec l'introduction d'un corps étranger, d'un virus, et refractaires à la cicatrisation.

— Les *plaies simples* ont une couleur rose et donnent un pus blanc et consistant, Les plaies *compliquées*, au contraire, sont pâles ou d'un rouge foncé, fournissent un pus liquide et grisâtre; leur surface est irrégulière.

TRAITEMENT. — *Plaies simples :* Nettoyer la plaie légèrement, éviter de la faire saigner; rapprocher les lèvres à l'aide de bandelettes agglutinatives ou autres. — Modérer l'inflammation, si elle est exagérée, à l'aide de la poudre *astringente* ; dans le cas contraire, la panser avec le liniment *anti-rhumatismal.*

— *Plaies compliquées :* Extraire les corps étrangers, s'il y en a; enlever les parties irrégulières avec un instrument tranchant; les panser avec l'onguent *détersif*, ou bien avec l'*anti-rhumatismal.* — On doit priver les plaies du contact de l'air.

PLAIES Fistuleuses (Voyez Fistules)

PLEURÉSIE — Chaud et Froid

Inflammation de la membrane qui tapisse la cavité de la poitrine (plèvre).

— Les violences extérieures, les arrêts de transpiration, certaines maladies telles que pneumonie, bronchite, etc., l'occasionnent.

— La pleurésie est *aigüe* ou *chronique*.

— 1° Pleurésie aigue. — Elle a pour symptômes : Tristesse, respiration fréquente, courte, entrecoupée (plus grande dans l'expiration), narines dilatées ; toux petite, comme avortée, sans expectoration ; pouls fréquent et petit ; sensibilité sur toute la surface de la poitrine.

— La pleurésie se termine souvent par l'hydropisie de poitrine, dans quel cas, elle est mortelle.

TRAITEMENT. — Au début, saignée ; passé vingt-quatre heures, elle est plutôt nuisible. — Friction de *révulsif universel* sur les côtés de la poitrine, sous le ventre ; sétons animés sur le poitrail ou sur les côtes ; à l'intérieur, tisane de figues nitrée ; peu à manger ; tenir les animaux très chaudement.

— 2° Pleurésie chronique. — Elle est le plus ordinairement la suite de la pleurésie *aigüe*, tardivement ou mal traitée.

— Les symptômes sont à peu près les mêmes, mais ils sont plus obscurs. — Cette pleurésie constitue une des formes de la *vieille courbature* ou maladie *ancienne de poitrine*, vice rédhibitoire.

TRAITEMENT. — Se guérit rarement. — Insister sur les frictions *révulsives ;* — bien nourrir les malades ; courtes promenades par le beau temps.

PNEUMONIE

Inflammation du poumon.

— Les causes de la pneumonie sont celles de la pleurésie.

Comme elle, elle est *aigüe* ou *chonique.*

— 1° Pleurésie aigue. — On la reconnaît à la difficulté de respirer ; aux battements fréquents du flanc ; la toux est profonde, douloureuse et sèche au début ; elle cesse lorsque la maladie doit avoir une fin funeste ; jetage rouillé ou mêlé de sang ; pouls généralement fort et vite ; le malade ne se couche pas. — Si on applique l'oreille sur la poitrine, on n'entend point, à la partie inférieure, le murmure respiratoire, signe d'un épanchement de sang dans cette partie du poumon ; les parties supérieures, au contraire, font entendre un murmure respiratoire plus prononcé.

TRAITEMENT. — Au début, saignée moyenne, qu'on répète 24 heures après, s'il y a lieu ; friction de *révulsif* sous la poitrine ; application de sétons animés au poitrail ; boissons miellées et nitrées ; aliments de facile digestion. — Tenir très chaudement.

— 2e Pneumonie chronique. — Rare chez le cheval, commune chez le bœuf, la pneumonie chronique a pour symptômes : Toux grasse et profonde; respiration très difficile pendant la marche; *soubressaut* du flanc; absence de fièvre. — Le sang épanché dans le poumon s'est organisé ; certaines parties du poumon sont gangrenées ou forment des abcès, qu'un écoulement de matière purulente sanieuse, qui a lieu par le nez, annonce. — Arrivée à ce degré, elle est toujours suivie de mort.

— La pneumonie chronique est une forme de la *vieille courbature* ou maladie *ancienne de poitrine*, vice rédhibitoire.

TRAITEMENT. — Donner, dans le miel, deux cuillerées par jour d'*anti-rhumatismal.* Bonne nourriture. Boissons nitrées. Promenade par le beau temps.

POUSSE — Asthme — Emphysème pulmonaire

Essoufflement avec battements irréguliers du flanc, symptômes ordinaires de l'*emphysème pulmonaire.*

Certaines maladies produisent la pousse, telles sont : la pleurésie et la pneumonie chroniques, l'anévrysme du cœur, certaines lésions nerveuses. — L'emphysème qui est la cause principale de la pousse, est dû aux courses rapides, aux violents efforts respiratoires, qui dilatent outre mesure ou déchirent les vésicules pulmonaires. — La pousse est rare chez les jeunes animaux, commune chez les vieux.

L'irrégularité des mouvements respiratoires, dans la pousse, se traduit sur tous les points de la poitrine, mais surtout aux flancs. Cette irrégularité consiste en un *soubressaut* auquel on a donné les noms de *contretemps*, *coup de fouet*. Ce soubressaut se fait remarquer plus souvent dans le mouvement d'abaissement du flanc que dans celui de dilatation (expiration, inspiration).— Comme symptôme accessoire de la pousse, nous citerons la toux sèche, courte et faible.

— Le cheval *poussif* ne peut suffire à une longue course ; c'est un cheval usé.

— La pousse est un vice rédhibitoire, avec 9 jours de garantie.

TRAITEMENT. — Aliments très nourrissants mais en petite quantité ; peu ou pas de foin ; paille à discrétion ; augmentation de la ration de grains ; barbottages farineux. Le régime du vert aidé de la saignée, palle la ponsse ; il en est de même du foin arrosé avec de l'eau de mélasse ou la tisane de figues.

POUX — (Voyez Phthiriase)

RAGE. — HYDROPHOBIE

La rage est une maladie virulente du *chien* et du *chat*, transmissible à tous les animaux, même à l'homme, par morsure ou autre mode d'inoculation.

— Le chien et le chat sont les seuls animaux chez lesquels la rage se développe spontanément. — Le virus qui la communique existe dans la salive et le mucus bronchique des animaux *enragés;* les expériences faites avec le sang, n'ont pas transmis la maladie.

— Les causes certaines de la rage sont inconnues; — c'est pendant les temps les plus humides de l'année et les mois de mars, avril et novembre, qu'on observe le plus souvent la rage.

— Elle n'existe pas dans les pays très chauds ou très froids.

Symptômes : Le chien atteint de rage est triste, refuse de manger, sa marche est nonchalente, il recherche les endroits obscurs et paraît agité; l'œil devient rouge, plus brillant et plus fixe que d'ordinaire; il lèche quelquefois les objets qui sont à sa portée; s'il obéit à son maître, c'est avec moins d'empressement; quelquefois il boit et mange encore; mais bientôt l'appétit disparaît, il cesse d'aboyer et pousse de temps en temps un cri *rauque, enroué, cri parti-*

culier et *caractéristique* de la *rage* ; il poursuit et se jette sur des objets imaginaires; si on lui présente de l'eau, loin de reculer *comme on l'a dit souvent*, il essaye de boire, mais il ne peut avaler; puis il mange des corps étrangers, tels que, paille, chiffons, morceaux de bois, etc. — S'il est attaché, il mord sa chaîne, brise sa loge ; s'il est en liberté, il prend la fuite, se jette sur les animaux qu'il rencontre et même sur l'homme ; enfin la paralysie survient et l'animal succombe dans un accès.

— La durée de la rage est de 1 à 8 jours; elle se termine toujours par la mort qui a lieu ordinairement du deuxième au troisième jour.

— La *Rage Mue* ou *Muette*, est une variété de la rage ordinaire.

Ces caractères sont : gueule béante, à cause de la paralysie des muscles des mâchoires ; bouche sèche, d'un rouge lie de vin ; œil fixe, hébété, comme éteint; le plus souvent impossibilité de crier; la paralysie dont l'animal est atteint l'empêche de mordre et le rend moins dangereux.

TRAITEMENT. — La rage est incurable, quoique on ait prétendu le contraire dans ces derniers temps.

— Comme préservatif, abattre ou séquestrer le plus longtemps possible les animaux mordus (un an).

— Pour l'homme, faire saigner la morsure, la laver à grande eau et la *cautériser*, *sans retard*, au fer rouge.

RÉTENTION D'URINE

Dysurie — Strangurie, etc.

Accumulation d'urine dans la vessie. — Les causes qui s'opposent à l'écoulement des urines sont : l'inflammation des organes, des corps étrangers, l'amas de cambuis dans la verge (l'urètre), des calculs.

— La rétention d'urine produit de violentes coliques et peut être suivie de rupture de la vessie.

TRAITEMENT. — Nettoyer la verge et le fourreau ; vider la vessie au moyen d'une sonde creuse en caoutchouc. — Chez le bélier, couper le prolongement effilé de la verge où sont ordinairement arrêtés les calculs; après l'opération, tisane froide de graines de lin.

RHUMATISME — Myosite

Inflammation des muscles ou des jointures. — Le froid et l'humidité en sont les causes occasionnelles. — La douleur, le gonflement et la boîterie sont les symptômes du rhumatisme.

TRAITEMENT. — Frictions d'*anti-rhumatismal.* — Ce liniment est d'une efficacité certaine dans cette affection et celles qui lui sont similaires. — Si le mal se prolonge, frictions de *révulsif.*

SANG DE RATE (Voyez Charbon)

SEIME — Eclate

La seime est une fente de la paroi ou muraille ; elle part du bourrelet et suit la direction des fibres de la corne. — La seime est dite *en pince*, lorsqu'elle est placée sur cette partie du sabot ; *quarte*, lorsqu'elle est placée sur les quartiers.

La seime en *pince* est plus fréquente aux pieds de derrière ; la seime *quarte* se montre plus souvent aux pieds de devant. La seime se déclare surtout en été, sur les pieds faibles, à corne sèche et cassante, particulièrement sur les pieds *parés de travers*. — Les quartiers de dedans y sont plus sujets. — La seime est dite *simple*, lorsque les tissus vivants ne sont point altérés ; *compliquée*, lorsqu'il y a des plaies suppurantes, gangrenées, etc.

— Pendant la marche, les bords de la fente peuvent pincer les chairs et produire un écoulement de sang ; l'animal boîte. — La seime est sujette aux récidives.

TRAITEMENT. — Quand la seime est simple et ne fait pas boîter, il faut immobiliser les bords de la fissure par l'application d'une ligature et éviter que le bord inférieur de la paroi qui correspond à la seime, porte sur le fer.

— Le fer qui convient à la seime en pince, c'est le fer ordinaire à deux pinçons; pour la seime quarte, il faut le fer à planche. — Quand la seime est compliquée, il faut exciser les chairs fongueuses et meurtries, amincir le plus possible la paroi au-dessous du bourrelet et aller jusqu'au fond de la fissure; puis, pratiquer sur le haut de la paroi deux rainures profondes en forme de V. — La seime placée ainsi au milieu du V se trouve isolée et partant immobilisée; on introduit ensuite un corps gras ou du goudron dans les rainures et on applique une ligature.

— Une friction de révulsif *universel* sur la couronne en modifiant la nature de la corne et en activant sa production, donne souvent d'excellents résultats.

— Pour opérer la seime en V, nous avons fait confectionner de toutes petites scies ayant la forme d'un couteau de poche, d'un usage facile; ces scies nous permettent, bien mieux que la *rainette*, de faire des rainures nettes, à peine visibles et d'en régler facilement la profondeur.

SOIE — Soyon

Maladie particulière au porc, dont la nature n'est pas bien déterminée.

Les grandes chaleurs, la sécheresse, les aliments altérés et la malpropreté des porcheries, l'occasionnent.

— La soie est caractérisée par un enfoncement de la peau suivi de gangrène. Elle a pour siège la partie inférieure et latérale du cou. Elle débute par la rougeur de la peau qui ne tarde pas à devenir violacée ; l'animal pousse des cris plaintifs, l'haleine est infecte ; la mort arrive promptement.

— On a considéré cette maladie, tantôt comme une forme du charbon, tantôt comme une esquinancie gangreneuse. Elle est quelques fois épizootique.

TRAITEMENT. — Au début, frictions de *révulsif*, plus tard, extirpation ou mieux cautérisation au fer rouge de la partie rentrée de la peau pour prévenir l'engorgement gangreneux du cou. — Bonne nourriture. Boissons farineuses avec addition d'une cuillerée de poudre *anti-putride*.

SUROS

Tumeur osseuse qui se développe sur le canon. — Les suros se montrent surtout aux membres de devant. Ils sont le plus souvent le résultat d'une contusion.

Le suros est dit *simple*, lorsqu'il est éloigné des tendons et ne nuit point à leur mouvement ; *double* ou *chevillé*, lorsqu'il se présente de chaque côté du canon, comme s'il le traversait. — Le suros *tendineux* est celui qui est placé près des tendons et fait boîter.

TRAITEMENT. — Au début, frictions de *révulsif universel* ; plus tard, application du feu en pointes.

TÉTANOS — Mal de cerf

Maladie nerveuse produisant la contraction permanente des muscles d'une ou de plusieurs parties ou de tout le corps.

Le tétanos est produit par l'inflammation du ventre, les indigestions. — Il se développe aprés certaines opérations telles que la castration, la queue à l'anglaise. — Les blessures du pied et celles produites à la nuque par le frottement du licol en corde, l'occasionnent souvent. — Le tétanos atteint plus souvent le cheval, l'âne et le mulet que les autres animaux.

— *Symptômes :* Contraction des muscles des mâchoires empêchant que la bouche s'ouvre ; l'animal est raide et se meut d'une seule pièce ; il tient la tête haute, tendue sur le cou ; l'oreille et la queue sont droites ; l'œil est fixe, la salivation abondante ; impossibilité de prendre des aliments et de se coucher ; respiration pénible et quelques fois sueurs partielles. L'animal est très irritable. Le tétanos est une maladie très grave, qui malgré toutes les médications, entraîne le plus souvent la mort.

TRAITEMENT. — Voici le traitement qui pendant notre longue pratique nous a le mieux réussi : Tenir chaudement, éviter avec le plus grand soin toutes les causes d'excitation telles que le bruit, une vive lumière ; nourrir avec des aliments liquides farineux ; thé de foin. S'il y a constipation, donner, dans les boissons, 200 grammes de sulfate de soude, par jour, en plusieurs fois, jusqu'à relâchement. Frictions sur le cou et la poitrine, de liniment *anti-rhumatismal*. Ces frictions assoupplissent considérablement les muscles et sont d'un puissant secours.

THRUMBUS -- Mal de saignée -- Phlébite

Epanchement de sang sous la peau et autour de la veine qu'on a ouverte pour la saignée, produisant une tumeur plus ou moins volumineuse.

— C'est le thrombus de la veine du cou (jugulaire), qu'on observe le plus souvent et qui est le plus dangereux. — Le frottement et les saignées mal faites sont les causes qui le produisent.

— Lorsque le thrumbus est peu volumineux, il disparaît le plus souvent en peu de temps ; d'autres fois le gonflement augmente rapidement et remonte vers la tête; si on ne se hâte d'y remédier, la veine s'enflamme, forme un cordon dur, la suppuration (phlébite) s'établit par l'ouverture de la saignée.

TRAITEMENT. — Au début, appliquer des compresses de décoction froide de poudre *astringente* ou des emplâtres d'argile et de vinaigre. Attacher les animaux de façon qu'ils ne puissent se frotter. Si le mal persiste, frictionner avec le révulsif *universel*, — Quand la veine est enflammée et suppure, cautériser au fer rouge.

TIC

Mauvaise habitude que contractent certains animaux. L'animal qui tique est appelé *tiqueur*. Il est fréquent chez le cheval, rare chez les autres animaux. — On reconnaît le *tic proprement dit*, le *tic par habitude* et le *tic de l'ours*.

— Le *tic proprement dit* dépend d'une lésion ancienne de l'estomac ou de l'intestin. Il consiste dans une contraction brusque des muscles du cou et du ventre, accompagnée d'une expulsion bruyante, par la bouche, de gaz odorants provenant de l'estomac (rot).

— Ce tic est dit *à l'appui*, lorsque l'animal prend avec les dents ou les lèvres un point d'appui sur la mangeoire ou tout autre corps à sa portée ce qui produit l'usure du bord externe des dents incisives. — Cette usure existe souvent aux deux mâchoires. — Le tic est dit *en l'air*, lorsque l'animal porte la tête en haut, en bas ou de côté ; dans ce tic, l'usure des dents n'existe pas ; c'est pour cette raison que la loi l'a compris au nombre des vices rédhibitoires, avec 9 jours de garantie.

— C'est surtout pendant le repas que se produit le tic. — Les chevaux tiqueurs sont sujets aux coliques et aux indigestions.

— Le *tic de l'ours* consiste dans un balancement continuel du train de devant, dans lequel l'animal se porte alternativement sur un pied et sur l'autre et imite ainsi l'ours. Ce tic ne se produit qu'après le repas et n'a pas de grave inconvénient.

TRAITEMENT. — Le tic produit par une maladie ancienne de l'estomac ou de l'intestin est incurable ; s'il est le résultat de l'imitation, c'est-à-dire une mauvaise habitude, il faut placer les animaux dans des conditions opposées à celles qui l'ont fait naître.

TOURNIS — Lourdaine — Lourd

Maladie du cerveau du bœuf et du mouton, dont le caractère principal est de tourner. — Le tournis est produit par la compression du cerveau, qu'un ver, *(cœnure)* occasionne. — Il est plus fréquent chez le mouton que chez le bœuf.

— *Symptômes* : La compression du cerveau dérange toutes les fonctions; la démarche est chancelante; l'animal tourne tantôt à droite, tantôt à gauche ; il baisse la tête et se précipite en avant, ou bien il la lève et se porte en arrière ; ces mouvements varient suivant la partie du cerveau occupée par les vers ; refus de manger, œil bleuâtre. Quelques fois un peu de calme se produit, alors l'animal mange un peu, puis un accès le prend, il tourne longtemps, des convulsions arrivent, il tombe et meurt. Ce mal peut durer plusieurs mois.

TRAITEMENT. — Le tournis est incurable ; il faut livrer, sans retard, les animaux à la boucherie.

TYMPANITE (Voyez Météorisation)

TYPHUS des bêtes a cornes — Peste bovine

Maladie épizootique du bœuf, caractérisée par la stupeur et les symptômes de l'inflammation de l'intestin et du cerveau.

— Le typhus est contagieux au plus haut degré, pour le bœuf seulement.

— *Causes* : Marches forcées ; intempéries ; mauvaise nourriture, et surtout, la contagion. — Les bœufs de Hongrie, de Dalmatie, y sont plus sujets que les autres races.

— Le typhus atteint fréquemment les bêtes à cornes qui suivent les corps d'armées et deviennent, par leur mobilité, l'agent de propagation le plus actif de cette terrible maladie, dont les ravages sont incalculables.

— A l'heure présente (avril 1877), le typhus fait sentir ses cruelles atteintes en Allemagne et en Angleterre.

Symptômes : Il s'annonce par la fièvre, la lassitude, des frissons, la perte d'appétit et des tremblements ; puis, l'œil devient rouge, le dos se voûte, les membres sont rapprochés, la soif, pour les boissons froides surtout, est très ardente ; les urines sont rares, il y a constipation ; tels sont les symptômes de la 1re période.

— Dans la seconde période dite d'*infection*, les symptômes précédents s'aggravent, les yeux deviennent caves, donnent un liquide gluant et épais ; la bàve devient visqueuse ; des mucosités lie de vin et sanguinolentes s'écoulent du nez, l'animal est toujours couché, grince des dents et fait entendre des plaintes continuelles ; la respiration devient râlante, les excréments fétides et enfin des convulsions, avant-coureurs de la mort. — La marche du typhus est des plus rapides ; souvent la mort est instantanée.

TRAITEMENT et *mesures sanitaires.* — Au début, petites saignées; frictions de *révulsif* au poitrail et aux fesses. Donner un litre de vin coupé d'eau, auquel on ajoute deux cuillerées de poudre *anti-putride* et une d'*anti-rhumatismal.* Répéter cette dose si le mal s'aggrave. — Dès l'apparition du mal, en faire la déclaration à l'autorité ; isoler les animaux sains ; abattre et enfouir les malades, surtout à la période d'infection ; désinfecter les étables.

ULCÈRE — Chancre

Plaie de mauvaise nature qui, au lieu de se cicatriser, tend à s'agrandir. — Les ulcères sont entretenus par un vice du sang ou par une cause locale ; les plaies anciennes se transforment quelques fois en ulcères. C'est dans la bouche, le nez, sur l'œil, les oreilles, etc., que se montrent les ulcères. — Au début, c'est une petite plaie rougeâtre accompagnée de démangeaison, puis, elle s'agrandit, ses bords deviennent irréguliers et épais, un pus ichoreux, souvent sanguinolent, s'en échappe.

TRAITEMENT. — Si l'ulcère est dû à une cause interne on emploie les purgatifs (*sulfate de soude* pour les grands animaux, *huile de ricin* pour les petits), les sétons, l'eau rouillée comme boisson. En même temps on modifie la nature de la plaie en appliquant de l'onguent détersif; quand la plaie est devenue rose, on la panse avec la poudre dessicative ou l'*anti-rhumatismal*. — Chez le *chien*, le chancre des oreilles est fréquent; on le traite en immobilisant les oreilles à l'aide d'une coiffe (béguin) ou en collant les oreilles sous le cou avec de la poix; on panse ensuite comme il est dit plus haut.

VERRUE (Voyez Fic)

VERS — Helminthes

Parasites du corps des animaux. — Ils se montrent chez les animaux maigres, mal nourris. — Ils occasionnent souvent des maladies telles que le tournis, la ladrerie. — On en trouve dans le foie, le cerveau et surtout dans l'intestin. — Les principaux sont, dans l'estomac, le *trigonocéphale*, dans l'intestin, les *ascarides*, les *tœnia*, les *distômes*. — La présence des vers est souvent difficile à constater. — Chez le chien, l'amaigrissement, les vomissements, les éternuements indiquent leur présence; il en est de même lorsqu'on les voit se frotter ou se traîner sur le derrière.

TRAITEMENT. — Purger ou faire vomir. Administrer la poudre *astringente* dans une infusion de fougère mâle. Fourrages salés. — Contre le ver solitaire du chien (tœnia), donner la décoction fraîche de racine de grenadier (200 grammes par jour pendant plusieurs jours); purger ensuite avec l'huile de ricin.

VERTIGE — Vertigo — (Capo stourno)

Maladie du cerveau, dans laquelle l'animal semble dormir, se porte en avant et ne peut reculer.

— Le vertige est produit par les indigestions, les inflammations du ventre, les courses prolongées par un soleil brûlant. — Il est plus fréquent chez le cheval que chez l'âne et le mulet.

— Le mal débute par le refus de manger, la nonchalence; l'animal a la marche vascillante, l'œil rouge, souvent jaune; plus tard, il semble dormir profondément, n'entend pas, ne voit pas ou peu; la tête est basse ou appuyée sur la mangeoire, la respiration est lente, puis il se porte en avant (il pousse); le soir, de violents accès se produisent, alors l'animal devient furieux, se précipite violemment contre le mur; le calme succède à cet état, la tête est basse, la stupeur est complète.

TRAITEMENT. — Administrer, sans retard, 500 gr. de sulfate de soude dans une infusion de tilleul; répéter cette dose six heures après. — Lavements; saignées à la queue ou mieux, au cou ; sétons animés sur les côtés du cou ; frictions de *révulsif* aux fesses ; compresses d'eau froide vinaigrée sur la tête. Mettre l'animal dans l'impossibilité de s'assommer. — Boissons farineuses.

VESSIGONS

Tumeurs molles qui naissent au pourtour du jarret ou du genoux.

— Les efforts, les mouvements brusques des jointures, les contusions, produisent les vessigons.

— Le vessigon du jarret est dit *simple* quand il n'existe que d'un côté ; *chevillé* lorsqu'il se montre des deux.

— Ces tumeurs sont ordinairement insensibles, font rarement boiter, mais elles affaiblissent considérablement les jointures ; souvent avec les vessigons, existent des exostoses.

TRAITEMENT. — Au début, frictions de révulsif *universel* ; plus tard, appliquer le feu en pointes.

VIEILLE COURBATURE

(Voyez Pneumonie et Pleurésie chroniques)

FIN

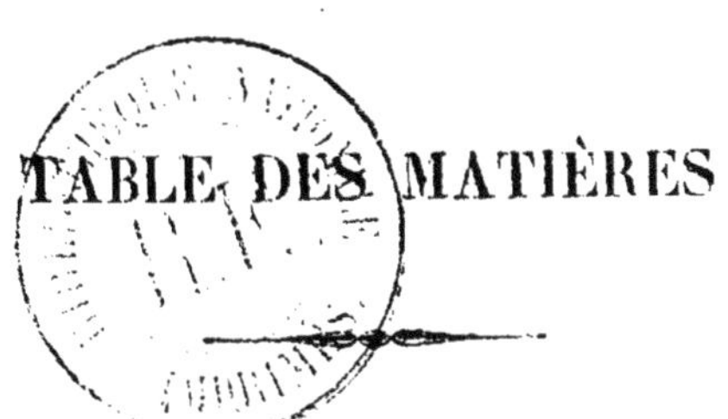

TABLE DES MATIÈRES

A

	pages
Abcès	5
Achores	7
Acrobustite	8
Aggravée	9
Albugo	10
Amaurose	11
Anasarque	11
Appauvrissem[t] du sang	12
Anémie	12
Angine	13
Antrax	41
Avant-cœur	41
Apoplexie	53
Apoplexie du sabot	87
Arthrite	16
Ascite	18
Asphyxie	19
Asthme	19
Atrophie	20
Atteinte	20
Avives	125
Avortement	22

B

	pages
Balanite	23
Ballonnement	23
Barbes	23
Barbillons	23
Bleime	24
Blennhorrée	26
Blépharite	26
Blessures	26
Boîterie	26
Bouleture	28
Bouleté (Cheval)	28
Bronchite	29
Brûlure	31
Bouquet	119
Bouteille	31

C

	pages
Cachexie aqueuse	31
Calculs	33
Cancer	34
Cancre	34
Canker	59

	pages
Capelet	43
Capo-stourno	149
Carcinome	59
Carie	35
Catarrhe	36
Catarrhe nasal	58
Catarrhe de la vessie	62
Cerise	39
Chaleur (Coup de)	39
Chancres	41
Charbon	41
Charbon de la langue	95
Chaud et froid	132
Choléra de la volaille	44
Chorée	45
Clavelée	47
Claveau	47
Clou de rue	49
Cocotte	84
Coliques	50
Conjestion	53
Conjonctivite	53
Constipation	34
Contusion	55
Cor	56
Cornage	57
Coryza	58
Coup	55
Coup de chaleur	39
Coup de pied	55
Coup de sang	39
Courbe	59
Cours de ventre	66
Crapaud	59
Crapaud du mouton	129
Crapaudine	61
Crevasses	62
Cystite	63

D

	pages
Danse de St-Guy	64
Dartres	64
Dégoût	65
Dents (Maladie des)	65
Descente	99
Dévoiement	66
Diarrhée	66
Didymite	122
Douve	31
Durillon	66
Dyssenterie	57
Dysurie	138

E

pages

Eaux aux jambes... 67
Ebullition 68
Ecart.............. 69
Eclate............. 139
Echauboulure....... 68
Effort.............. 70
Effort de l'épaule... 69
Emphysème......... 70
Emphysème pulmon^{re}. 134
Encastelure......... 70
Enchevêtrure 71
Enchifrènement 72
Enclouure.......... 72
Engéioleucite........ 81
Engorgement laiteux. 113
Entéralgie.......... 50
Entérite............ 72
Entorse............. 75
Entr'ouverture 76
Eparvin............ 76
Epilepsie........... 77
Eponge............ 78
Erysipèle........... 89
Etonnement du sabot. 80
Eventration......... 80
Exostose 81

F

pages

Falère............. 114
Farcin............. 81
Faux-écart.......... 69
Fève............... 123
Fics............... 83
Fièvre charbonneuse. 41
Fièvre aphteuse..... 84
Fièvre muqueuse.... 110
Fièvre néphrétique.. 118
Fistule............ 85
Foire.............. 66
Fluxion lunatique... 86
Fluxion de poitrine. 86
Fluxion périodique.. 86
Formes............ 86
Formelles 86
Fourbure........... 87
Fourbature......... 87
Fourchet........... 89
Fourchette pourrie.. 90
Fourmillière........ 91
Fracture 91
Fureurs utérines.... 120
Furoncle........... 103

G

pages

Gàle 93
Gangrène............ 74
Gangrène des os.... 35
Gastrite...... 95
Gastro-entérite....... 95
Génestade........... 63
Genoux couronnés.... 130
Glossentrax.......... 95
Gourme 96
Grappes............. 67
Graviers............. 33
Gréasses............. 67

H

Halley.............. 57
Haut-mal............ 77
Hématurie........... 97
Helminthes.......... 145
Hémorrhagie........ 98
Hépatite............. 99
Hernie.............. 99
Herpès.............. 99
Horse-pox........... 96
Hydrocèle........... 99
Hydrophobie......... 136
Hydropisie........... 100

pages

Hypérhémie......... 53
Hystéritis............ 115

I

Ictère................ 100
Immobilité.......... 101
Indigestion.......... 102
Insolation........... 39

J

Jarde................ 103
Jardon............... 103
Jaunisse............. 103
Javart............... 103

K

Kiste................ 106

L

Ladrerie............. 106
Lampas.............. 123
Laryngite............ 107
Lèpre................ 106
Limace............... 107
Lombago............ 107
Lourdaine........... 145
Lourd............... 145
Luxation............ 107

M

pages

Mal d'âne........... 108
Mal des ardents..... 108
Mal de brou........ 108
Mal caduc.......... 108
Mal de cerf......... 108
Mal de dent........ 108
Mal d'encolure...... 109
Mal de foie......... 31
Mal de garrot....... 109
Mal de gorge....... 110
Mal de langue...... 110
Mal de pis.......... 110
Mal rouge........... 113
Mal sacré........... 77
Mal de sang........ 113
Mal de tête de contagion 110
Mal de saignée...... 143
Maladie aphteuse.... 110
Maladie des chiens.. 110
Maladie du jeune âge. 110
Maladie de Sologne.. 113
Maladie du sang..... 41
Malandres........... 113
Mammite............ 113
Méningite........... 114
Meurtrissure........ 55

pages

Météorisation........ 114
Météorisme.......... 114
Métrite.............. 115
Molette.............. 116
Morve............... 117
Muguet.............. 118
Myosite.............. 138

N

Nécrose.............. 35
Néphrite............. 118
Nerf-ferrure......... 119
Noir museau........ 119
Nymphomanie....... 120

O

Œdème............. 120
Ophtalmie........... 121
Os rompu........... 91
Orchite.............. 122

P

Palatite.............. 123
Panaris.............. 103
Paralysie............ 124
Paraplégie........... 124
Parotidite............ 125

pages

Passe campagne..... 34
Péripneumonie gangr^se 12«
Péripneumonie contag^e 126
Peste bovine......... 146
Petite vérole......... 47
Phlébite............. 143
Phlegmon........... 127
Phthiriase........... 128
Picotte.............. 47
Phtisie............. 128
Pica................ 129
Pierre.............. 33
Piétin.............. 129
Piqûre.............. 72
Pissement de sang.... 97
Plaies.............. 130
Plaies fistuleuses..... 132
Pleurésie........... 132
Pneumonie.......... 132
Pourriture.......... 31
Pousse............. 134
Poireaux........... 83
Poux............... 136
Pouillottement....... 128
Prise de longe...... 71

R

Rage............... 136
Rétention d'urine.... 138

pages

Rhinite.............. 58
Rhumatisme......... 138
Rhume de cerveau... 58
Rougeole............ 47
Rogne.............. 93
Rouvieux........... 93

S

Sang de rate........ 139
Seime.............. 139
Sifflage............. 57
Soie............... 140
Solandres........... 62
Soyon.............. 140
Stomatite........... 84
Stranguric.......... 138
Suros............... 141

T

Tétanos............. 142
Thrumbus........... 143
Tic................ 144
Tournis............. 145
Tranchées........... 50
Tympanite.......... 146
Typhus............. 146

pages

U

Ulcère.............. 147

V

Variole.............. 47
Verrue.............. 148
Vers.............. 148
Vertige.............. 149
Vertigo.............. 149
Vessigons.............. 150
Vieille courbature... 150
Vivrogne.............. 119

FIN DE LA TABLE DES MATIÈRES

REMÈDES

QUI DOIVENT COMPLÉTER NOTRE PHARMACIE

Sel de nitre. — (Chez tous les Droguistes). Prix : 0,15 cent. l'hectogramme.

Sulfate de soude ou *Sel de Glaubert.* — (Chez le Droguiste). Prix : 0,50 cent. le kilogramme.

Huile de ricin. — (Chez le Droguiste). Prix : 0,25 cent. l'hectogramme.

Eau de goudron. — On la prépare soi-même en enduisant de *goudron* de Norvège l'intérieur d'un seau qu'on remplit ensuite d'eau. On se sert du même seau pendant un mois, sans avoir besoin d'ajouter du goudron ; l'eau s'y goudronne en peu de temps.

Eau rouillée. — On l'obtient en laissant séjourner quelques poignées de clous dans l'eau (30 litres). — Au bout de 24 heures l'eau a pris une couleur rouge rouille qui indique qu'on peut l'employer.

Huile de goudron. — On la prépare en mêlant une cuillerée à café de notre *antipsorique* avec une cuillerée de bonne huile d'olive.

Thé de foin. — On l'obtient en faisant macérer dans l'eau bouillante quelques poignées de bon foin. — Le jus qui résulte de la macération est donné aux animaux.

Décoction. — Nom donné au liquide qu'on obtient en faisant bouillir une substance dans l'eau afin d'en extraire certains principes. — S'emploie généralement à froid.

Gargarisme. — Préparation destinée à laver l'intérieur de la bouche. On fait des gargarismes au moyen d'une seringue, ou bien on attache au bout d'un bâton une éponge ou du linge fin qu'on imbibe de médicament et qu'on promène dans la bouche.

Infusion. — L'infusion consiste à verser de l'eau bouillante sur les substances, qu'on recouvre ensuite pour éviter l'évaporation des principes volatils.

Oxymel. — Mélange de miel, de vinaigre et d'eau dans les proportions suivantes : miel, deux cuillerées ; vinaigre, deux cuillerées ; eau, un verre.

N. B. — Tenir notre Pharmacie dans un endroit frais, mais non humide.

Grasse. — Imp. CROSNIER Fils, rue du Cours, 20.

www.ingramcontent.com/pod-product-compliance
Ingram Content Group UK Ltd.
Pitfield, Milton Keynes, MK11 3LW, UK
UKHW022026170726
13837UKWH00001B/420